QUE SAIS-JE ?

La politique de santé en France

BERNARD BONNICI

Conseiller général des établissements de santé
Membre de l'Inspection générale des affaires sociales
Chargé d'enseignement à l'université d'Aix-Marseille

Quatrième édition mise à jour
15e mille

DU MÊME AUTEUR

Les conditions de circulation et d'établissement des médecins dans la CEE, Paris, Éditions médicales et universitaires, coll. « Économie de la santé », 1978.

Politiques et protection sociales, Paris, PUF, coll. « Que sais-je ? », n° 2333, 1re éd., 1997.

L'hôpital, obligation de soins et contraintes budgétaires, La Documentation française, coll. « Société », Paris, 2007

ISBN 978-2-13-059162-7

Dépôt légal – 1re édition : 1993
4e édition mise à jour : 2011, octobre

INTRODUCTION

On peut considérer l'état de santé des Français comme très satisfaisant si on le compare à ce qu'il était au lendemain de la Seconde Guerre mondiale et à ce qu'il est actuellement dans le reste du monde.

En 1950, en France, la mortalité infantile (nombre de décès par an d'enfants de moins de 1 an pour 1 000 naissances vivantes) était de 51,9. Elle est, aujourd'hui, estimée à 3,8‰ en France métropolitaine (6,6 à La Réunion et 12,6 en Guyane). En moyenne, en Europe, la moyenne est estimée à 4,7‰ (2,5 à 2,8‰ en Finlande, Suède et Luxembourg, mais 4,5‰ au Royaume-Uni), la moyenne mondiale étant évaluée à 46‰ !

Quant à l'espérance de vie à la naissance, elle était de 66 ans, deux sexes confondus, en 1960. Elle est aujourd'hui de 81 ans en France (78 ans pour les hommes, 84 ans pour les femmes), respectivement 67 ans pour les hommes et 71 ans pour les femmes à l'échelle mondiale.

Aussi, la politique de santé occupe une place privilégiée dans ce que l'on appelle les politiques sociales.

L'éducation, le logement, la famille, les phénomènes de vieillissement, de dénatalité, d'immigration et de chômage, constituent des préoccupations majeures pour les Français. La santé, quant à elle, commande le présent et l'avenir de chaque individu quels que soient sa situation de fortune, sa place ou son rôle dans la société.

I. – La portée de la politique de santé

A) La politique de santé est fondée sur le concept de santé que l'Organisation mondiale de la santé (OMS) définit comme n'étant pas seulement l'absence de maladie, mais surtout comme un « état de complet bien-être physique, mental et social ».

La politique de santé est constituée d'*objectifs,* de nature quantitative et qualitative, à court, moyen et long termes, qui se veulent à la fois concrets et ambitieux, réalistes et réalisables, appropriés dans le temps, et traduits dans des actions susceptibles de prévenir, de soigner ou de guérir les maladies, imperfections organiques, fonctionnelles ou psychiques qui peuvent compromettre, limiter ou interdire l'activité familiale, professionnelle ou sociale d'un individu.

B) Mais elle recouvre également l'ensemble des *moyens* juridiques (lois et règlements), institutionnels, humains, techniques, économiques, financiers et budgétaires, susceptibles d'empêcher l'apparition des maladies ou faire régresser celles qui se sont déclarées dans une perspective très large de *protection de la santé publique.*

II. – L'histoire de la politique de santé

A) Au Moyen Âge, la lutte contre la maladie restait d'initiative individuelle. L'organisation de la société et l'existence d'une médecine rudimentaire justifiaient sa confusion avec la lutte contre l'indigence.

À cet égard, les initiatives ressortaient davantage de la charité chrétienne que d'une véritable assistance médicale organisée. L'influence de l'Église était prépondérante dans la vie quotidienne. L'accès aux soins relevait de la bonne volonté des plus riches à secourir les plus démunis dans une société organisée pour le maintien de l'ordre établi mais inorganisée sur le plan sanitaire et social.

C'est toutefois grâce à l'Église, avec Saint-Vincent-de-Paul, qu'un embryon d'assistance sanitaire et médicale a pu se développer dans les différents hospices habilités à recevoir vieillards, indigents et femmes en couches.

Ces actions, à forte connotation individuelle, n'ont pas suffi à prémunir le peuple ni contre les grandes famines ni contre des fléaux sanitaires dévastateurs comme la rage ou la peste.

Pendant des siècles, l'aide à autrui s'est organisée autour des paroisses. Avec l'organisation des foires et marchés d'une part, du commerce et de l'artisanat d'autre part, des formes d'entraide sociale sont apparues dans le cadre des corporations. Quant à la royauté, sous Louis XIV, grâce à Colbert et à Vauban, elle a surtout récompensé ses fidèles serviteurs (fonctionnaires, marins et militaires) en leur octroyant des avantages sociaux, en particulier sous la forme embryonnaire de systèmes de retraites.

B) Après la Révolution, la lutte contre la maladie s'est organisée dans les hôpitaux et hospices, pris cependant en étau entre les directives d'un pouvoir central jacobin et les aspirations girondines des édiles locaux.

En coupant la tête du Roi, en pourchassant les prêtres et en nationalisant les biens de l'Église pour financer l'effort de guerre, en interdisant les corporations avec la loi Le Chapelier et le décret d'Allarde, les révolutionnaires ont, dans un premier temps, cassé les fragiles fondements d'une entraide sociale naissante.

Dans un second temps, la Révolution a mis en place des formes plus ou moins élaborées d'aide sociale collective.

Cet élan a été poursuivi tout au long du XIXe siècle. La révolution industrielle, l'apparition du machinisme et l'urbanisation ont été à la base de profondes mutations d'ordre social qui se sont concrétisées par l'apparition de la classe ouvrière et la prise de conscience de certains faits de société déviants comme l'exploitation des femmes et des enfants en bas âge.

Au milieu du XIXe siècle, des sociétés de secours mutuel ont été créées au sein des manufactures, véritables ancêtres des Health Maintenance Organisations (HMO), créées, un siècle plus tard, aux États-Unis d'Amérique, au lendemain de la Grande Dépression économique de 1929.

Dans le même temps, de nombreux établissements d'hospitalisation privés voyaient le jour sous la forme de fondations afin de combler les lacunes sanitaires laissées par des établissements publics repliés sur le territoire communal et affectés, essentiellement, à la prise en charge de l'indigence.

Enfin, l'histoire sociale s'est accélérée à la fin du siècle avec la création des syndicats et de la Mutualité en 1898 pendant que les pouvoirs publics organisaient l'aide sociale avec la loi du 15 juillet 1893.

Cependant, la médecine restait rudimentaire et ne pouvait pas compter sur le bénéfice de la révolution pasteurienne.

Il faudra attendre le dernier tiers du XIXe siècle pour voir se propager des progrès médicaux significatifs capables d'assurer les fondements d'une médecine moderne de qualité.

C) C'est autour des hommes, des techniques médicales et des institutions que la politique de santé moderne a pu réellement se développer. Chacun, en son temps, a apporté sa pierre à l'édifice de la connaissance médicale.

Ainsi d'Hippocrate, d'Avicenne, de Vesale, de Paracelse, d'Ambroise Paré ou de Harvey. Mais les bases de ce savoir médical se sont réellement affirmées avec Depuytren, Bretonneau, Laënnec, Trousseau, Claude Bernard ou Charcot.

Certains sont à l'origine de vaccins, en particulier Pasteur, de techniques médicales inédites, ou de découvertes fondamentales (travaux de Pierre et Marie Curie) qui ont bouleversé les acquis ou les fausses certitudes de la médecine traditionnelle.

Grâce à leurs recherches, on a pu reculer toujours plus loin l'échéance de la mort et soulager les souffrances physiques ou psychiques des malades.

À partir du stéthoscope, en passant par les rayons X à usage médical, et jusqu'à l'avènement des scanners et imageurs à résonance magnétique (IRM), la volonté des médecins et les recherches de l'ingénierie et de la science biomédicales ont toujours été tournées vers l'aspiration à ce bien-être total que constitue la santé.

Quant aux institutions, elles se sont ouvertes à une médecine moderne en même temps que les médecins se faisaient plus présents dans les hôpitaux et cliniques et que les pratiques médicales s'enrichissaient de molécules et d'appareils nouveaux.

Il faudra toutefois attendre 1920 pour que la France se dote d'un ministère de la Santé publique, à la suite de la Première Guerre mondiale et de la pandémie meurtrière de grippe espagnole.

Les hôpitaux publics, émulés par l'existence d'un secteur privé concurrentiel, n'ont fait qu'asseoir leur place et affermir leur rôle dans le système de santé.

D'abord réservés à l'hospitalisation des indigents, aliénés, vieillards et femmes enceintes, ils se sont ensuite ouverts à toutes les couches de la société, sans discrimination, pour devenir, à partir de 1970, des centres de haute technologie médicale.

Dès la fin des années 1950, dans le sillon de la reconstruction du pays, les hôpitaux publics ont drainé vers eux une clientèle toujours plus nombreuse et exigeante, attirée par un corps médical renommé et exerçant, à plein temps, ses fonctions hospitalières.

Cette exigence des malades a été d'autant plus forte que les cliniques privées ont ajouté de la compétence à leur tradition de confort et que la médecine libérale s'est attachée le concours de praticiens généralistes et spécialistes de plus en plus nombreux et de savoir croissant.

III. – Santé et protection sociale

Les *assurances sociales* ont joué un rôle déterminant dans l'amélioration de l'état de santé de la population française. Inspiré par l'œuvre de Bismarck en Allemagne, à la fin du XIXe siècle, et par la réflexion de Lord Beveridge en Grande-Bretagne pendant la Seconde Guerre mondiale, le système de protection sociale français s'est voulu, dès 1945, *généreux* quant à ses prestations et *généralisé* à l'ensemble de la population[1]. L'universalité assurantielle, perdue à partir de 1950, a été peu à peu et difficilement retrouvée avec les lois d'extension et de généralisation

1. B. Bonnici, *Politiques et protection sociales,* Paris, PUF, coll. « Que sais-je ? », n° 2333, 1re éd., 1997.

de la Sécurité sociale en 1975 et 1978 et surtout avec la création d'une couverture maladie universelle par la loi du 27 juillet 1999.

Si, d'une part, la politique de santé contribue à la prévention des maladies comme des accidents et à l'amélioration continue de l'état de santé de la population, d'autre part le système de santé participe à la réparation des dommages, les assurances sociales, quant à elles, permettent l'indemnisation des risques (maladie, maternité, invalidité, décès, accidents du travail et maladies professionnelles, vieillesse et famille). Il existe un véritable droit, individuel (assuré social) et familial (ayants droit) aux prestations sociales, notamment en matière de santé.

IV. – Santé et droit

A) Le *droit de la santé* apparaît comme l'ensemble des règles juridiques applicables aux actions de santé. Il consiste à étudier les institutions françaises et internationales à caractère sanitaire, les ordres professionnels, les établissements et les professions de santé, la responsabilité, la déontologie et l'éthique médicales.

B) Le *droit à la santé* constitue, quant à lui, un droit fondamental dont on trouve la trace aussi bien dans la Déclaration universelle des droits de l'homme de 1948 que dans la Convention européenne de sauvegarde des droits de l'homme et des libertés fondamentales de 1950 ou dans le préambule de la Constitution de l'Organisation mondiale de la santé de 1946.

En France, la Constitution de 1958 se réfère au préambule de la Constitution de 1946 qui « garantit à tous, notamment à l'enfant, à la mère et au vieux travailleur, la protection de la santé ».

Étudier la politique de santé en France, c'est donc aussi emprunter aux règles juridiques qui garantissent le droit à la santé et qui constituent le fondement même du droit de la santé. Mais c'est aussi prendre en compte les dimensions de l'économie de la santé.

V. – Santé et économie

La politique de santé pourrait se résumer seulement à l'énumération d'un ensemble de règles juridiques garantissant ce que d'aucuns appellent « un droit à la vie ».

La santé, comme la vie, n'a pas de prix pour chaque individu. En revanche, elle a un coût collectif grandissant eu égard à la généralisation des prestations sanitaires et sociales d'une part, au vieillissement progressif de la population, aux exigences croissantes de progrès et de protection des malades d'autre part.

La politique de santé ne peut avoir comme objectif principal que le meilleur soin au bénéfice de la population. Toutefois, la crise économique et sociale, qui traverse l'ensemble des pays industrialisés depuis 1975, conduit à s'interroger sur l'organisation et le fonctionnement de systèmes qui absorbent, généralement, le tiers de la richesse nationale (produit intérieur brut).

Or, le système de santé français tire l'essentiel de ses ressources financières de cotisations sociales obligatoires et non principalement de l'impôt. La progression continue du nombre des personnes inactives (personnes âgées) ou au chômage prive les organismes d'assurance sociale de recettes assises principalement sur la rémunération du travail.

Dans ces conditions, la politique de santé s'inscrit dans un véritable marché des soins, constitué d'une demande de santé croissante confrontée à une offre de santé (établissements et professionnels de santé) en permanente restructuration.

Malades économiquement du système de protection sociale, légitimement accusés de gaspillages et d'abus de toutes sortes, souvent impuissants face à la permanence d'inégalités et de disparités, la politique et le système de santé sont actuellement traversés par le doute.

VI. – La problématique actuelle

La politique de santé constitue un véritable enjeu d'ordre social, individuel et collectif. À ces titres, elle revêt deux dimensions principales.

A) La santé, n'ayant pas de prix individuellement, revêt d'abord une *dimension juridique* au nom de la protection des droits individuels.

B) La santé ayant un coût pour la collectivité, la politique de santé comporte, de ce fait, par une *dimension économique* asservie à des contraintes exercées sur le marché des soins.

PREMIÈRE PARTIE

LA DIMENSION JURIDIQUE DE LA POLITIQUE DE SANTÉ

L'Organisation mondiale de la santé (OMS) a fixé, pour les années 2000, aux États de la région Europe, trois objectifs prioritaires :

- *ajouter des années à la vie* en réduisant le taux de mortalité infantile et en augmentant l'espérance de vie à la naissance (objectif quantitatif) ;
- *ajouter de la vie aux années*, notamment au bénéfice des personnes âgées et défavorisées, des handicapés physiques et mentaux (objectif qualitatif) ;
- *ajouter de la santé à la vie*, par la réduction de la morbidité, de l'incapacité et par l'éradication de certaines maladies (objectif qualitatif).

Pour sa part, la France s'est fixé en 1999 un objectif complémentaire, hautement qualitatif, que ne peut pas s'approprier l'OMS pour des raisons d'ordre confessionnel ou liées aux croyances, et qui consiste à *ajouter de la dignité face à la souffrance et à la mort*.

L'ambition affichée de ces objectifs justifie l'autonomie de la politique de santé. En cela, elle se fonde d'abord sur un large dispositif juridique, législatif et réglementaire, d'une part de protection de la santé, d'autre part de lutte contre les maladies, les dépendances et les comportements déviants. Elle contrôle juridiquement, par ailleurs, les moyens institutionnels, humains et techniques, en particulier les établissements, les professions, les produits et les prestations de santé.

Chapitre I

L'ÉTENDUE DU DISPOSITIF JURIDIQUE

En France, la politique de santé s'organise autour de deux axes principaux :

- la protection de la santé ;
- la lutte contre les maladies et dépendances.

I. – La protection de la santé

Il s'agit d'abord d'une protection générale de la santé complétée par une protection spécifique au profit de la santé de la famille, de la mère et de l'enfant.

1. **La protection générale de la santé.** – Celle-ci consiste à protéger les personnes et le milieu dans un cadre institutionnel en constante adaptation.

A) *La protection des personnes et du milieu.*

a) La protection des personnes – Les lois bioéthiques des 1er et 29 juillet 1994[1] ont conféré un **statut juridique** au corps humain, sur la base de deux principes fondamentaux : le principe d'*inviolabilité* (tout acte de soins sur une personne est subordonné à son consentement préalable libre, exprès et éclairé) et le principe d'*indisponibilité* (les organes constituant le corps humain ne peuvent faire l'objet d'un commerce).

• La protection par la loi. – *Le respect des droits de la personne* fait l'objet de dispositions législatives et

1. Ces lois ont été révisées par les lois du 6 août 2004 et du 7 juillet 2011.

réglementaires protectrices dans les établissements de santé. Dans les établissements publics de santé (hôpitaux) les malades sont placés dans une situation réglementaire de droit public où il faut concilier leurs différents états de patient, consultant, usager du service public, assuré social, bénéficiaire, consommateur, client ou citoyen au cœur du débat sur la laïcité des services publics. Ils sont placés dans une situation contractuelle de droit privé dans les établissements de santé privés (cliniques).

De nombreux droits sont conférés au malade eu égard à sa citoyenneté : liberté de pensée, liberté du culte, liberté politique, égalité en matière de traitements thérapeutiques, principe de non-discrimination. Ses droits civils en matière de propriété et de liberté testamentaire sont protégés de la même façon qu'il est protégé contre lui-même en cas de refus de soins ou de tentative de suicide.

En sa qualité de malade, le patient dispose du libre choix du médecin, du régime d'hospitalisation et, dans une certaine mesure, du lieu d'hospitalisation. La loi n° 2002-303 du 4 mars 2002 relative aux droits des malades et à la qualité du système de santé a constitué une avancée supplémentaire en matière de droits et de responsabilité des usagers.

Le principe d'information des malades garantit à toute personne le droit d'être informée sur son état de santé. Cette information porte sur les différents traitements, investigations ou actions de prévention qui sont proposés, leur utilité, leur urgence éventuelle, leurs conséquences, les risques fréquents ou graves normalement prévisibles qu'ils comportent ainsi que sur les autres solutions possibles et sur les conséquences prévisibles en cas de refus.

Cette information incombe à tout professionnel de santé dans le cadre de ses compétences et dans le respect des règles professionnelles qui lui sont applicables. Seules l'urgence ou l'impossibilité d'informer peuvent l'en dispenser. Cette information est délivrée au cours d'un entretien individuel.

La volonté d'une personne d'être tenue dans l'ignorance d'un diagnostic ou d'un pronostic doit être respectée, sauf lorsque des tiers sont exposés à un risque de transmission. Les droits des mineurs ou des majeurs sous tutelle sont exercés, selon les cas, par les titulaires de l'autorité parentale ou par le tuteur. Les intéressés ont le droit de recevoir eux-mêmes une information et de participer à la prise de décision les concernant, d'une manière adaptée soit à leur degré de maturité s'agissant des mineurs, soit à leurs facultés de discernement s'agissant des majeurs sous tutelle.

Le consentement du mineur ou du majeur sous tutelle doit être systématiquement recherché s'il est apte à exprimer sa volonté et à participer à la décision. L'examen d'une personne malade dans le cadre d'un enseignement clinique requiert son consentement préalable. Les étudiants qui reçoivent cet enseignement doivent être au préalable informés de la nécessité de respecter les droits des malades.

Le médecin doit respecter la volonté de la personne après l'avoir informée des conséquences de ses choix. Si la volonté de la personne de refuser ou d'interrompre tout traitement met sa vie en danger, le médecin doit tout mettre en œuvre pour la convaincre d'accepter les soins indispensables. Aucun acte médical ni aucun traitement ne peut être pratiqué sans le consentement libre et éclairé de la personne, et ce consentement peut être retiré à tout moment. Lorsque la personne est hors d'état d'exprimer sa volonté, aucune intervention ou investigation ne peut être réalisée, sauf urgence ou impossibilité, sans qu'une personne de confiance ou la famille, ou à défaut, un de ses proches ait été consulté.

Lorsque la personne est hors d'état d'exprimer sa volonté, la limitation ou l'arrêt de traitement susceptible de mettre sa vie en danger ne peuvent être réalisés sans avoir respecté la procédure collégiale définie par le Code de déontologie médicale et sans que la personne de confiance prévue à l'article L. 1111-6 du code de la santé publique ou la famille ou, à défaut, un de ses proches et, le cas échéant, les directives anticipées de la personne aient été consultés. La décision motivée de limitation ou d'arrêt de traitement est inscrite dans le dossier médical.

Des recommandations de bonnes pratiques sur la délivrance de l'information sont établies, depuis la loi du 9 août 2004, par la Haute Autorité de santé (HAS).

L'expression de la volonté des malades en fin de vie est respectée. Lorsqu'une personne, en phase avancée ou terminale d'une affection grave et incurable, quelle qu'en soit la cause, décide de limiter ou d'arrêter tout traitement, le médecin respecte sa volonté après l'avoir informée des conséquences de son choix. La décision du malade est inscrite dans son dossier médical.

Le médecin sauvegarde la dignité du mourant et assure la qualité de sa fin de vie en dispensant les soins nécessaires à son état (Code de la santé publique art. L. 1111-10).

Le Code de la santé publique précise (articles L. 1111-10 à L. 1111-13) que :

– toute personne majeure peut rédiger des directives anticipées pour le cas où elle serait un jour hors d'état d'exprimer sa volonté. Ces directives anticipées indiquent les souhaits de la personne relatifs à sa fin de vie concernant les conditions de la limitation ou l'arrêt de traitement. Elles sont révocables à tout moment. À condition qu'elles aient été établies moins de trois ans avant l'état d'inconscience de la personne, le médecin en tient compte pour toute décision d'investigation, d'intervention ou de traitement la concernant ;

– lorsqu'une personne, en phase avancée ou terminale d'une affection grave et incurable, quelle qu'en soit la cause et hors d'état d'exprimer sa volonté, a désigné une personne de confiance, son avis prévaut sur tout autre avis non médical, à l'exclusion des directives anticipées, dans les décisions d'investigation, d'intervention ou de traitement prises par le médecin ;

– lorsqu'une personne, en phase avancée ou terminale d'une affection grave et incurable, quelle qu'en soit la cause, est hors d'état d'exprimer sa volonté, le médecin peut décider de limiter ou d'arrêter un traitement inutile, disproportionné ou n'ayant d'autre objet que la seule prolongation artificielle de la vie de cette personne, après avoir respecté la procédure collégiale définie par le Code de déontologie médicale et consulté la personne de confiance visée à l'article L. 1111-6, la famille ou, à défaut, un de ses proches et, le cas échéant, les directives anticipées de la personne. Sa décision, motivée, est inscrite dans le dossier médical. Aucune *recherche biomédicale* ne peut être effectuée sur l'être humain :

- si elle ne se fonde pas sur le dernier état des connaissances scientifiques et sur une expérimentation préclinique suffisante,
- si le risque prévisible encouru par les personnes qui se prêtent à la recherche est hors de proportion avec le bénéfice escompté pour ces personnes ou l'intérêt de cette recherche,
- si elle ne vise pas à étendre la connaissance scientifique de l'être humain et les moyens susceptibles d'améliorer sa condition,
- si la recherche biomédicale n'a pas été conçue de telle façon que soient réduits au minimum la douleur, les désagréments, la peur et tout autre inconvénient prévisible lié à la maladie ou à la recherche, en tenant compte particulièrement du degré de maturité pour les mineurs et de la capacité de compréhension pour les majeurs hors d'état d'exprimer leur consentement.

L'intérêt des personnes qui se prêtent à une recherche biomédicale prime toujours sur les seuls intérêts de la science et de la société. La recherche biomédicale ne peut débuter que si l'ensemble de ces conditions sont remplies. Leur respect doit être constamment maintenu (C. santé publ., art. L. 1121-2).

L'examen des caractéristiques génétiques, l'identification génétique et la recherche génétique font l'objet de dispositions législatives protectrices (C. santé publ., art. L. 1131-1 à L. 1133-10). Il en est de même pour la prévention des risques liés à certaines activités diagnostiques, thérapeutiques ou esthétiques (C. santé publ., art. L. 1151-1 à L. 1152-2).

Les usagers participent au fonctionnement du système de santé par leurs associations. Leurs représentants siègent notamment au sein des conseils d'administration ou conseils de surveillance des établissements de santé et au sein de la commission des relations avec les usagers (CRUQ) constituée obligatoirement dans ces établissements.

L'éducation thérapeutique des usagers est encouragée.

• La protection par le juge. – Il apparaît, dans ces conditions, que les relations entre la santé et le droit sont de plus en plus étroites depuis quelques années. À l'origine, la santé était clairement insérée dans le champ strictement religieux et confessionnel. L'acte médical ne s'intégrait pas dans un traitement et les personnes malades faisaient l'objet d'une assistance davantage morale que physique.

Par un acte du 26 juin 1696, le parlement de Paris consacrait cette situation en déclarant solennellement l'irresponsabilité juridique du médecin et, traditionnellement, missions sanitaires et missions sociales sont restées longtemps confondues. Toutefois, le rapprochement entre la santé et le droit s'est effectué durant le XIXe siècle et l'irresponsabilité juridique des métiers de la santé a progressivement disparu au fur et à mesure que les connaissances médicales progressaient[1].C'est en 1835 que la Cour de cassation a admis pour la première fois le principe d'une responsabilité médicale et, jusqu'à l'arrêt *Blanco* du 8 février 1873, le droit de la responsabilité médicale ne concernait que les activités de la médecine libérale de ville. Cet arrêt constitue une rupture dans cette jurisprudence car il actionne, pour la première fois, la responsabilité de l'État et a servi de socle juridique à une jurisprudence fondée sur la responsabilité des services publics, notamment de santé et ce depuis un arrêt du Conseil d'État du 8 novembre 1935 (Dame Vion).

Le droit à la protection de la santé renvoie au devoir de l'État de protéger collectivement les individus et les

1. *Réflexions sur le droit de la santé,* Conseil d'État, Rapport public 1998, Jurisprudence et avis de 1997, Études et documents nº 49, La Documentation française, février 1998.

populations contre les risques qui peuvent menacer leur santé. Le onzième alinéa du préambule de la Constitution du 27 octobre 1946 dispose que la nation « garantit à tous, notamment à l'enfant, à la mère et aux vieux travailleurs, la protection de la santé… ». À l'exception d'une décision du 18 janvier 1978 qui évoque un droit à la santé, le Conseil constitutionnel se réfère, dans tous les cas, à un principe constitutionnel de *protection de la santé publique,* qui accentue la portée générale du principe au détriment d'un caractère strictement individuel.

C'est sur ces bases constitutionnelles que les intérêts médicaux des malades sont protégés dans les établissements de santé. Jusqu'en 1992, la responsabilité hospitalière était fondée sur l'existence d'une faute ou une présomption de faute.

La faute pouvait être *non médicale* (gestion administrative ; défauts dans le fonctionnement ou l'organisation des services de soins comme le défaut de surveillance ou les retards dans les délais d'intervention). Pendant longtemps, la jurisprudence a engagé la responsabilité des établissements sur l'existence d'une faute manifeste et d'une particulière gravité, puis d'une faute lourde en 1961. Ce n'est qu'en 1966 que le juge administratif a abandonné l'exigence de la faute lourde pour retenir, en ce domaine, la faute simple (insuffisance ou mauvaise utilisation des moyens humains ou matériels ; incidents dans les prestations de soins, tels que des injections, perfusions, transfusions ou accidents de rééducation). Dans certains cas comme celui des infections nosocomiales, le juge administratif a retenu une présomption de faute. En ce qui concerne *la faute médicale,* elle a longtemps relevé du régime de la responsabilité pour faute lourde. Il en a été ainsi pour les gestes médicaux ayant entraîné des blessures, d'erreurs de diagnostic, de choix thérapeutiques faisant courir au patient des risques inutiles, de défaut de vigilance ou de défaut de surveillance clinique.

Mais, progressivement, le régime de la faute lourde a été abandonné au bénéfice d'un régime de la faute simple puis, progressivement, d'un régime de responsabilité sans faute. Depuis une jurisprudence récente (arrêt *Bianchi,* 1993), le juge administratif admet plus facilement le déclenchement d'une responsabilité sans faute, sur le terrain du risque, dans le cas du recours à une thérapeutique nouvelle ou à la suite par exemple d'une contamination accidentelle par le Sida consécutive à une transfusion sanguine.

Le recours à ce régime de responsabilité n'est pas nouveau (dommages survenus aux collaborateurs occasionnels des hôpitaux, ou à des tiers à l'occasion d'un placement familial surveillé d'un malade mental). Mais il ne concernait pas des dommages causés à des patients.

La responsabilité des établissements de santé publics est, pour l'essentiel, engagée devant les juridictions administratives (tribunaux administratifs, cours administratives d'appel, Conseil d'État) qui imposent au service public hospitalier une rigoureuse obligation de moyens. Le malade hospitalisé dans ces établissements est placé dans une situation réglementaire de droit public et le juge administratif condamne sévèrement le défaut de consentement du malade, préalable à tout acte médical, comme le manque de surveillance des malades confus ou suicidaires. Il s'attache, par ailleurs, au contrôle de l'efficacité du matériel, à la diligence du service hospitalier et à la qualification du personnel.

Outre la distinction traditionnelle entre faute lourde et faute simple, on distingue, également, la faute de service (consacrée par une décision du Tribunal des conflits en 1873) de la faute personnelle. Cette dernière, révélant « l'homme avec ses faiblesses, ses passions et ses imprudences », selon la célèbre formule de Laferrière, est encore sanctionnée à l'occasion de l'activité médicale (arrêt du Conseil d'État, M. Valette, 28 décembre 2001), en cas de faute professionnelle exceptionnellement grave ou inexcusable.

Sur un plan général, la responsabilité pénale des médecins est assise soit sur un texte de portée générale incriminant l'homicide, les blessures volontaires ou involontaires, soit sur des textes particuliers portant sur la violation du secret médical ou sur la non-assistance à personne en danger.

Un arrêt de la Cour de cassation du 25 février 1997 a renversé la charge de la preuve : il appartient au médecin ou professionnel de santé de prouver qu'il a informé son malade préalablement à tout acte de soins.

Une jurisprudence récente met clairement à la charge de l'hôpital la preuve de l'information : « Celui qui est légalement ou contractuellement tenu d'une obligation particulière d'information doit rapporter la preuve de l'exécution de cette obligation. » Cette évolution a conduit le Conseil d'État à réexaminer sa propre jurisprudence et, par deux décisions du 5 janvier 2000 (Consorts T. et Assistance publique-Hôpitaux de Paris), il a bouleversé le régime de l'obligation d'information médicale à l'hôpital. Le praticien hospitalier doit fournir une information conforme à l'article 35 du Code de déontologie médicale, y compris lorsque le risque ne se réalise qu'exceptionnellement, ce qu'avait déjà admis le juge administratif en matière de chirurgie esthétique.

Cette évolution jurisprudentielle précise clairement l'étendue de l'obligation d'information : le patient doit être informé de tous les risques connus de décès ou d'invalidité et le défaut d'information entraîne pour le patient la perte d'une chance de se soustraire au risque.

Mais, en contrepartie, la jurisprudence du Conseil d'État a évolué sur la question de l'étendue de la réparation en cas d'accident. Traditionnellement, le juge administratif, s'il retenait plus rarement la responsabilité de l'hôpital, se montrait alors plus généreux à l'égard de la victime. Désormais, la reconnaissance d'une faute dans le défaut d'information, même en cas de risque exceptionnel, s'accompagne d'une limitation de l'indemnisation « pour tenir compte du fait qu'il n'est pas certain que le patient aurait renoncé à l'intervention s'il avait été informé des risques qu'elle comportait ».

La loi du 4 mars 2002 a conféré un cadre législatif et réglementaire novateur à toutes ces avancées jurisprudentielles. Elle a créé, en particulier, un office national et des commissions régionales de conciliation et d'indemnisation des accidents médicaux, des affections iatrogènes et des infections nosocomiales ainsi qu'une commission nationale des accidents médicaux.

• La protection sur le plan médical. – Le Code de la santé publique (art. L. 1211-1 à L. 1274-3) réglemente le don et l'utilisation des éléments et produits du corps humain. L'utilisation d'éléments et de produits du corps humain à une fin médicale ou scientifique autre que celle pour laquelle ils ont été prélevés ou collectés est possible, sauf opposition exprimée par la personne sur laquelle a été opéré ce prélèvement ou cette collecte, dûment informée au préalable de cette autre fin. Lorsque cette personne est un mineur ou un majeur sous tutelle, l'opposition est exercée par les titulaires de l'autorité parentale ou le tuteur. Il peut être dérogé à l'obligation d'information lorsque celle-ci se heurte à l'impossibilité de retrouver la personne concernée, ou lorsqu'un des comités consultatifs de protection des personnes mentionnés à l'article L. 1123-1 du Code de la santé publique, consulté par le responsable de la recherche, n'estime pas cette information nécessaire.

En ce qui concerne le sang humain, dans le cadre général de l'hémovigilance, la loi et le règlement définissent les conditions :

- de la collecte ;
- de la préparation, et de la conservation de ses composants et des produits sanguins labiles ;
- de l'organisation et du rôle de l'Établissement français du sang (EFS), établissement public de l'État, notamment son obligation de communication avec l'Agence française de sécurité sanitaire des produits de santé (AFSSAPS) ;
- de l'organisation et du rôle des établissements de transfusion sanguine (ETS), établissements locaux sans personnalité morale ;
- de mise en place et de fonctionnement des schémas régionaux de la transfusion sanguine.

En ce qui concerne les organes, la loi précise :

- les conditions de prélèvement sur une personne vivante et sur une personne décédée (gratuité, anonymat, équité des règles de répartition et d'attribution) ;
- les conditions d'autorisation des établissements à pratiquer ces prélèvements, ainsi que les modalités de pratique des greffes avec l'appui de l'Agence de biomédecine.

Pour ce qui est des tissus, cellules, produits du corps humain et leurs dérivés, la loi protège les personnes en matière de :

- prélèvement et collecte ;
- autorisation des établissements avec le concours de l'Agence de biomédecine ;
- préparation, de conservation et d'utilisation des éléments avec le concours de l'Agence française de sécurité sanitaire des produits de santé.

Les dons et l'utilisation des gamètes font l'objet de dispositions particulières.

b) La protection du milieu. – L'article L. 1311-1 du Code de la santé publique fixe les règles générales d'hygiène et toutes autres mesures propres à préserver la santé de l'homme :

• en matière de *sécurité sanitaire des eaux potables*, l'article L. 1321-1 du Code de la santé publique stipule que « Toute personne qui offre au public de l'eau en vue de l'alimentation humaine, à titre onéreux ou à titre gratuit et sous quelque forme que ce soit, y compris la glace alimentaire, est tenue de s'assurer que cette eau est propre à la consommation. » En outre, sont soumis à l'autorisation préalable du ministre chargé de la Santé, les exploitations d'eau minérale naturelle, les industries d'embouteillage, les établissements thermaux et les dépôts d'eau minérale naturelle, les sources d'eau minérale naturelle pouvant être déclarées d'intérêt public ;

• en matière de *sécurité sanitaire de l'alimentation, de l'environnement et du travail,* une agence (ANSES) apporte son expertise à l'État, notamment aux ministres chargés de la Santé, de l'Agriculture, de l'Environnement, du Travail et de la Consommation ;

• la prévention des *risques sanitaires liés aux milieux* est fondée sur le contrôle de la salubrité des immeubles et des agglomérations (art. L. 1331-1 à L. 1331-31 du Code de la santé publique), le contrôle des piscines et baignades (art. L. 1332-1 à L. 1332-9), la législation sur les rayonnements ionisants, sous le contrôle particulier de l'Agence de sécurité nucléaire (ASN) (art. L. 1333-1 à L. 1333-20), sur les rayonnements non ionisants (art. L.1333-21), la lutte contre la présence de plomb et d'amiante (art. L. 1334-1 à L. 1334-17), les pollutions atmosphériques et la réglementation sur les déchets (art. L. 1335-1 à L. 1335-2-3). La protection de la population en ce domaine est à la charge à la fois des maires et des préfets avec le concours technique de leurs services spécialisés.

Le conseil départemental de l'environnement et des risques sanitaires et technologiques (CODERST) est une des *commissions administratives à caractère consultatif* prévues par la loi. Il remplace, depuis le 1er juillet 2006, l'ancien conseil départemental d'hygiène. Il produit des avis, dans les cas prévus par la loi et la réglementation, sur les projets d'actes réglementaires et individuels en matière d'installations classées, de déchets, de protection de la qualité de l'air et de l'atmosphère, de polices de l'eau et des milieux aquatiques, de polices administratives spéciales liées à l'eau, d'eaux destinées à la consommation humaine et d'eaux minérales naturelles, de piscines et de baignades, de risques sanitaires liés à l'habitat et de démoustication.

Le Code de la santé publique prévoit que lorsque pendant trois années consécutives le nombre de décès dans une commune a dépassé le chiffre de la mortalité moyenne de la France, le préfet est tenu de charger le conseil départemental de procéder à une enquête sur les conditions sanitaires de la commune (art. L. 1331-25).

La protection de la santé publique passe enfin par la prévention des *risques d'intoxication* (centres antipoison, réglementation concernant les substances et préparations explosibles, comburantes, inflammables, dangereuses pour l'environnement (art. L. 1341-1 à L. 1342-3).

B) *Un cadre institutionnel en constante évolution.*

a) L'échelon national.

• L'article L. 1411-1-1 du Code de la santé publique précise que « la Nation définit sa politique de santé selon des objectifs pluriannuels. La détermination de ces objectifs, la conception des plans, des actions et des programmes de santé mis en œuvre pour les atteindre ainsi que l'évaluation de cette politique relèvent de la responsabilité de l'État.

La politique de santé publique concerne :

- la surveillance et l'observation de l'état de santé de la population et de ses déterminants ;
- la lutte contre les épidémies ;
- la prévention des maladies, des traumatismes et des incapacités ;
- l'amélioration de l'état de santé de la population et de la qualité de vie des personnes malades, handicapées et des personnes dépendantes ;
- l'information et l'éducation à la santé de la population et l'organisation de débats publics sur les questions de santé et de risques sanitaires ;
- l'identification et la réduction des risques éventuels pour la santé liés à des facteurs d'environnement et des conditions de travail, de transport, d'alimentation ou de consommation de produits et de services susceptibles de l'altérer ;
- la réduction des inégalités de santé, par la promotion de la santé, par le développement de l'accès aux soins et aux diagnostics sur l'ensemble du territoire ;
- la qualité et la sécurité des soins et des produits de santé ;
- l'organisation du système de santé et sa capacité à répondre aux besoins de prévention et de prise en charge des maladies et handicaps ;
- la démographie des professions de santé.

L'accès à la prévention et aux soins des populations fragilisées constitue un objectif prioritaire de la politique de santé.

Les programmes de santé publique mis en œuvre par l'État ainsi que par les collectivités territoriales et les organismes d'assurance-maladie prennent en compte les difficultés spécifiques des populations fragilisées.

• La politique de santé s'enrichit de plans nationaux de santé publique concernant :

– la santé générale des populations : Plan gouvernemental de lutte contre les drogues et les toxicomanies ; Plan autisme ; Plan santé des jeunes 16-25 ans ; Prise en charge et prévention des addictions ; Programme d'actions sur le sommeil ; Stratégie d'actions en matière de contraception ; Plan national bien vieillir ; Deuxième Programme national nutrition santé ; Plan national de prévention bucco-dentaire ; Plan psychiatrie et santé mentale ; Plan périnatalité : humanité, proximité, sécurité, qualité ;

– les maladies chroniques : Plan cancer ; Plan Alzheimer et maladies apparentées ; Programme de développement des soins palliatifs ; Plan pour l'amélioration de la qualité de vie des personnes atteintes de maladies chroniques ; Plan d'amélioration de la prise en charge de la douleur ; Programme d'actions en faveur de la bronco-pneumopathie chronique obstructive ; Plan national maladies rares ;

– les risques infectieux : Plan stratégique national de prévention des infections associées aux soins ; Programme national de prévention des infections nosocomiales 2009-2013 ; Plan national de lutte contre les hépatites B et C ; Plan pour préserver l'efficacité des antibiotiques ; Programme de lutte contre la tuberculose en France ; Plan national antidissémination chikungunya-dengue en métropole ; Plan d'élimination de la rougeole et de la rubéole congénitale en France ; Programme national de lutte contre le VIH/Sida et les IST ;

– la santé environnementale : Plan national santé environnement ; Plan d'action chlordécone en Martinique et en Guadeloupe ; Plan d'action de prévention des légionelloses ; Plan de prévention des accidents de la vie courante ;

– la préparation et la gestion des alertes sanitaires : Règlement sanitaire international ; Plan national de prévention et de lutte « pandémie grippale » ; Plan blanc et plan blanc élargi ; Plan national canicule ; Plan grand froid-plan hiver.

• L'État s'est entouré d'institutions et d'agences susceptibles de lui apporter des avis, des recommandations, des référentiels, des guides dans le domaine de la protection des individus et du milieu.

Il s'agit :

- du Haut Conseil de la santé publique (HCSP), créé par la loi relative à la politique de santé publique du 9 août 2004 ;
- de la Conférence nationale de santé (CNS), créée par l'ordonnance n° 96-345 du 24 avril 1996 ;
- de l'Institut national de prévention et d'éducation pour la santé (INPES) créé par la loi du 4 mars 2002 relative aux droits des malades et à la qualité du système de santé ;
- du Comité consultatif national d'éthique pour les sciences de la vie et de la santé, créé par un décret du 25 février 1983 ;
- du Comité national de santé publique, créé par la loi relative à la santé publique du 9 août 2004 ;
- de l'Institut de veille sanitaire (InVS) qui concourt aux différents dispositifs de vigilance (infections nosocomiales), créée par la loi du 1er juillet 1998 relative au renforcement de la veille sanitaire et au contrôle de la sécurité sanitaire des produits destinés à l'homme, dont les missions ont été complétées et renforcées par la loi du 9 août 2004 relative à la politique de santé publique ;
- de l'Agence de biomédecine (ABM) créée par la loi de bioéthique du 6 août 2004 ;
- de l'Agence nationale chargée de la sécurité sanitaire de l'alimentation, de l'environnement et du travail (ANSES), créée par l'ordonnance du 7 janvier 2010 ;
- de l'Agence française de sécurité sanitaire des produits de santé (AFSSAPS), créée par la loi du 1er juillet 1998 relative au renforcement de la veille sanitaire et au

contrôle de la sécurité sanitaire des produits destinés à l'homme ;
- de la Haute Autorité de santé (HAS), créée par la loi du 13 août 2004 ;
- du Conseil supérieur d'hygiène publique (décret du 27 mars 1997) ;
- de l'Institut national du cancer (INCa), créé par la loi de santé publique du 9 août 2004 ;
- de l'Agence de sécurité nucléaire (ASN), créée par la loi du 13 juin 2006 relative à la transparence et à la sécurité en matière nucléaire (dite loi TSN) ;
- de l'Institut de radiations et de sécurité nucléaire (IRSN), créé par le décret du 26 février 2002.

b) L'échelon territorial.

Depuis 1983, les collectivités territoriales sont étroitement associées à la protection de la santé des populations.

• *les services communaux d'hygiène et de santé* relèvent de la compétence des communes ou, le cas échéant, des groupements de communes. Ils exercent effectivement des attributions en matière de vaccination ou de désinfection ainsi qu'en matière de contrôle administratif et technique des règles d'hygiène ;

• dans le domaine sanitaire, depuis la loi du 13 août 2004, les *départements* peuvent, tout comme les communes et les régions, et dans le cadre d'une convention conclue avec l'État, exercer des activités en matière de vaccination, de lutte contre la tuberculose, la lèpre, le Sida et les infections sexuellement transmissibles ;

• la *région*, en qualité de collectivité territoriale, ne dispose pas de compétences sanitaires mais « le conseil régional peut engager des actions complémentaires de celles de l'État, des autres collectivités territoriales et des établissements publics situés dans la région » (art. L. 4221-1 du Code général des collectivités territoriales).

2. **La protection spécifique de la santé de la famille, de la mère et de l'enfant.** – Elle concerne la protection et

la promotion de la santé maternelle et infantile, l'interruption de grossesse avec le concours d'établissements, services et organismes spécialisés.

A) *La protection et la promotion de la santé maternelle et infantile.*

a) L'État, les collectivités territoriales et les organismes de sécurité sociale participent à la protection et à la promotion de la santé maternelle et infantile qui comprend notamment :

- des mesures de prévention médicales, psychologiques, sociales et d'éducation pour la santé en faveur des futurs parents et des enfants ;
- des actions d'accompagnement psychologique et social des femmes enceintes et des jeunes mères de famille, particulièrement les plus démunies ;
- des actions de prévention et de dépistage des handicaps des enfants de moins de 6 ans ainsi que de conseil aux familles pour la prise en charge de ces handicaps ;
- la surveillance et le contrôle des établissements et services d'accueil des enfants de moins de 6 ans ainsi que le contrôle, la surveillance et l'accompagnement des assistants maternels (C. santé publ., art. L. 2111-1).

Le département assure l'organisation et le financement des services et consultations de santé maternelle et infantile, des activités de protection de la santé maternelle et infantile à domicile, de l'agrément des assistants familiaux ainsi que l'agrément, du contrôle, de la formation et de la surveillance des assistants maternels.

Le président du conseil général a pour mission d'organiser :

- des consultations prénuptiales, prénatales et postnatales et des actions de prévention médico-sociale en faveur des femmes enceintes ;
- des consultations et des actions de prévention médico-sociale en faveur des enfants de moins de 6 ans ainsi que l'établissement d'un bilan de santé pour les enfants âgés de 3 à 4 ans, notamment en école maternelle ;

– des activités de planification familiale et d'éducation familiale ainsi que la pratique d'interruptions volontaires de grossesse par voie médicamenteuse ;
– des actions médico-sociales préventives à domicile pour les femmes enceintes, notamment des actions d'accompagnement si celles-ci apparaissent nécessaires lors d'un entretien systématique psychosocial réalisé au cours du quatrième mois de grossesse, et pour les enfants de moins de 6 ans requérant une attention particulière, assurées à la demande ou avec l'accord des intéressés, en liaison avec le médecin traitant et les services hospitaliers concernés ;
– des actions médico-sociales préventives et de suivi assurées, à la demande ou avec l'accord des intéressées et en liaison avec le médecin traitant ou les services hospitaliers, pour les parents en période postnatale, à la maternité, à domicile, notamment dans les jours qui suivent le retour à domicile ou lors de consultations ;
– le recueil d'informations en épidémiologie et en santé publique, ainsi que le traitement de ces informations ;
– l'édition et la diffusion des supports d'information sanitaire et des documents destinés aux futurs ;
– des actions d'information sur la profession d'assistant maternel et des actions de formation initiale destinées à aider les assistants maternels dans leurs tâches éducatives.

En outre, le conseil général doit participer aux actions de prévention et de prise en charge des mineurs en danger ou qui risquent de l'être.

Le service contribue également, à l'occasion des consultations et actions de prévention médico-sociale, aux actions de prévention et de dépistage des troubles d'ordre physique, psychologique, sensoriel et de l'apprentissage. Il oriente, le cas échéant, l'enfant vers les professionnels de santé et les structures spécialisées. (C. santé publ., art. L. 2112-2).

b) Les actions de prévention (art. L. 2122-1 à 2133-1 du Code de la santé publique) concernent également non seulement les futurs conjoints et parents (examen médical prénuptial, examens de prévention durant et après la grossesse) mais encore l'enfant (diagnostic prénatal, carnet de santé et examens obligatoires). Cette protection consiste en des actions de prévention et de dépistage des handicaps des enfants de moins de 6 ans, notamment au sein de centres d'action médico-sociale précoce (CAMPS), ainsi que de conseil aux familles pour la prise en charge de ces handicaps.

Au cours de leur sixième année, tous les enfants sont obligatoirement soumis à une visite médicale ne donnant pas lieu à une contribution pécuniaire de la part des familles. Des examens périodiques sont ensuite effectués pendant tout le cours de la scolarité et la surveillance sanitaire des élèves est exercée avec le concours d'un service social. Ces examens sont effectués par la médecine scolaire et universitaire.

c) L'*assistance médicale à la procréation* s'entend par des pratiques cliniques et biologiques permettant la conception *in vitro*, le transfert d'embryons et l'insémination artificielle, ainsi que toute technique d'effet équivalent permettant la procréation en dehors du processus naturel, dont la liste est fixée par arrêté du ministre chargé de la Santé, après avis de l'Agence de la biomédecine. La stimulation ovarienne, y compris lorsqu'elle est mise en œuvre indépendamment d'une technique d'assistance médicale à la procréation, est soumise à des recommandations de bonnes pratiques (art. L. 2141-1 du Code de la santé publique).

L'assistance médicale à la procréation est destinée à répondre à la demande parentale d'un couple. Elle a pour objet de remédier à l'infertilité dont le caractère pathologique a été médicalement diagnostiqué ou d'éviter la transmission à l'enfant ou à un membre du couple d'une maladie d'une particulière gravité.

L'homme et la femme formant le couple doivent être vivants, en âge de procréer, mariés ou en mesure d'apporter la preuve d'une vie commune d'au moins deux ans et consentant préalablement au transfert des embryons ou à l'insémination. Font obstacle à l'insémination ou au transfert des embryons le décès d'un des membres du couple, le dépôt d'une requête en divorce ou en séparation de corps ou la cessation de la communauté de vie, ainsi que la révocation par écrit du consentement par l'homme ou la femme auprès du médecin chargé de mettre en œuvre l'assistance médicale à la procréation

B) *L'interruption volontaire de grossesse.*

a) L'IVG ne peut être pratiquée avant la fin de la douzième semaine, et ne peut être pratiquée que par un médecin. Elle ne peut avoir lieu que dans un établissement de santé, public ou privé, ou dans le cadre d'une convention conclue entre le praticien ou un centre de planification ou d'éducation familiale ou un centre de santé et un tel établissement, dans des conditions fixées par décret en Conseil d'État. Elle est réalisée dans le cadre de l'article 16 du Code civil qui stipule que « la loi assure la primauté de la personne, interdit toute atteinte à la dignité de celle-ci et garantit le respect de l'être humain dès le commencement de sa vie ».

Le médecin sollicité par une femme en vue de l'interruption de sa grossesse doit, dès la première visite, informer celle-ci des méthodes médicales et chirurgicales d'interruption de grossesse et des risques et des effets secondaires potentiels.

Il est systématiquement proposé, avant et après l'interruption volontaire de grossesse, à la femme majeure une consultation avec une personne ayant satisfait à une formation qualifiante en conseil conjugal ou toute autre personne qualifiée dans un établissement d'information, de consultation ou de conseil familial, un centre de planification ou d'éducation familiale, un service social ou un autre organisme agréé. Cette consultation préalable comporte un entretien particulier au cours duquel une assistance ou des conseils appropriés à la situation de l'intéressée lui sont apportés.

Pour la femme mineure non émancipée, cette consultation préalable est obligatoire et l'organisme concerné doit lui délivrer une attestation de consultation. Si elle exprime le désir de garder le secret à l'égard des titulaires de l'autorité parentale ou de son représentant légal, elle doit être conseillée sur le choix de la personne majeure susceptible de l'accompagner dans sa démarche.

b) L'interruption volontaire d'une grossesse, pour motif médical, peut, à toute époque, être pratiquée si deux médecins membres d'une équipe pluridisciplinaire attestent, après que cette équipe a rendu son avis consultatif, soit que la poursuite de la grossesse met en péril grave la santé de la femme, soit qu'il existe une forte probabilité que l'enfant à naître soit atteint d'une affection d'une particulière gravité reconnue comme incurable au moment du diagnostic.

c) La provocation à l'interruption de grossesse, l'interruption illégale de grossesse et l'entrave à l'interruption légale de grossesse font l'objet de sanctions pénales (art. L. 2221-1 à 2221-4 et L. 2223-1 et 2223-2 du Code de la santé publique).

C) *Les établissements, services et organismes spécialisés.*

a) Les organismes de planification, d'éducation et de conseil familial, notamment les *centres de planification familiale*, ne doivent poursuivre aucun but lucratif et sont agréés par le président du conseil général. Ils sont autorisés à délivrer, à titre gratuit, des médicaments, produits ou objets contraceptifs sur prescription médicale au profit des mineurs désirant garder le secret et des personnes démunies. Ils peuvent prescrire des interruptions volontaires de grossesse par voie médicamenteuse dans un cadre conventionnel. Ils peuvent également assurer le dépistage et le traitement des maladies sexuellement transmissibles.

L'information de la population sur les problèmes de la vie est une responsabilité nationale. L'État y participe notamment par l'aide qu'il apporte, dans le respect des convictions de chacun, aux associations et organismes qui contribuent à cette mission d'information conformément aux lois de la République.

Un conseil supérieur de l'information sexuelle, de la régulation des naissances et de l'éducation familiale assure la liaison entre les associations et organismes qui contribuent à ces missions d'information et d'éducation et dont il soutient et coordonne les actions dans le respect des convictions de chacun.

b) Les *maisons d'enfants à caractère sanitaire* sont des établissements permanents ou temporaires, destinés à recevoir, sur certificat médical, des enfants ou adolescents de 3 à 17 ans révolus, en vue de leur assurer des soins de suite ou de réadaptation. Ne sont pas considérés comme maisons d'enfants à caractère sanitaire les établissements climatiques de l'enseignement public ou privé où le séjour des enfants peut donner lieu à une prise en charge par les organismes d'assurance-maladie.

Ne peuvent être admis dans les maisons d'enfants à caractère sanitaire les enfants relevant d'établissements recevant habituellement pour leur éducation des mineurs délinquants ou en danger ou présentant des troubles sensoriels, moteurs, intellectuels, du caractère ou du comportement.

c) Le Code de la santé publique réglemente également l'organisation et le fonctionnement des lactariums (art. L. 2323-1 à L. 2323-3), des établissements d'accueil des enfants de moins de 6 ans (art. L. 2324-1 à L. 2324-4), des services de santé scolaire et universitaire (art. L. 2325-1 à L. 2325-7).

Les infractions relatives aux conditions de fonctionnement, d'agrément, d'exercice des personnels font l'objet de sanctions pénales.

II. – La lutte contre les maladies, les dépendances et les comportements déviants

La politique de santé ne consiste pas seulement à protéger, même activement. Il s'agit aussi d'organiser la lutte non seulement contre les épidémies et certaines maladies transmissibles mais également contre les maladies mentales, certaines conduites addictives ou comportements déviants.

1. La lutte contre les maladies transmissibles

A) *La lutte contre les épidémies et certaines maladies transmissibles.*

La politique de santé s'organise autour d'un certain nombre d'actions de santé publique fondées, pour nombre d'entre elles, sur la prévention. À côté de la prévention *secondaire* qui consiste à dépister les maladies dont on a pas pu éviter l'apparition et la prévention *tertiaire* qui a pour objet d'éviter les rechutes, la prévention *primaire* consiste à développer l'information sanitaire et à organiser les campagnes de *vaccinations*.

a) La politique de vaccination est élaborée par le ministre chargé de la Santé qui fixe les conditions d'immunisation, énonce les recommandations nécessaires et rend public le calendrier des vaccinations après avis du Haut Conseil de la santé publique.

Certaines d'entre elles, tout en ayant un *caractère facultatif,* sont fortement recommandées comme la vaccination contre la rougeole, les oreillons et la rubéole que les sages-femmes peuvent prescrire depuis 1991. Par ailleurs, la vaccination contre le syndrome grippal, facultative, est encouragée surtout chez les personnes immunodéprimées et chez les personnes âgées. En 2009-2010, la vaccination contre le virus H1N1 a fait l'objet de recommandations « très appuyées » par les autorités sanitaires.

Mais d'autres sont *obligatoires*. Il s'agit de la :

- vaccination antidiphtérique (art. L. 3111-2 du Code de la santé publique),
- vaccination antitétanique (art. L. 3111-2 du Code de la santé publique),
- vaccination antipoliomyélitique (art. L. 3111-3 du Code de la santé publique),
- vaccination contre l'hépatite B (professionnels) ;
- vaccination antityphoparatyphoïdique ;
- vaccination antituberculeuse.

La loi du 2 juillet 1979 a suspendu l'obligation de vaccination antivariolique.

b) Sans préjudice des actions qui pourraient être exercées conformément au droit commun, la réparation intégrale des préjudices directement imputables à une vaccination obligatoire est assurée par l'Office national d'indemnisation des accidents médicaux, des affections iatrogènes et des infections nosocomiales (ONIAM) institué à l'article L. 1142-22 du Code de la santé publique au titre de la solidarité nationale.

c) En outre, l'article L. 3113-1 précise que font l'objet d'une transmission obligatoire, protégeant l'anonymat, de données individuelles à l'autorité sanitaire par les médecins et les responsables des services et laboratoires de biologie médicale publics et privés :

- les maladies qui nécessitent une intervention urgente locale, nationale ou internationale ;
- les maladies dont la surveillance est nécessaire à la conduite et à l'évaluation de la politique de santé publique.

d) Enfin, le contrôle sanitaire aux frontières est régi, sur le territoire de la République française, par les dispositions des règlements sanitaires pris par l'Organisation mondiale de la santé conformément aux articles 21 et 22 de sa constitution, des arrangements internationaux et des lois et règlements nationaux ou à intervenir en cette matière en vue de prévenir la propagation par voie terrestre, maritime ou aérienne des maladies transmissibles (Code de la santé publique, art. L. 3115-1).

B) *L'infection par le virus de l'immunodéficience humaine.*

a) Concernant ce virus, l'erreur épidémiologique faite en 1983 consistant à penser qu'il existait des *groupes à risque* (les 4 H : homosexuels, héroïnomanes, Haïtiens et hémophiles) a pu être heureusement corrigée : il existe bien des *pratiques à risque* (rapports sexuels non protégés ; utilisation de seringues souillées ; multiplicité des partenaires sexuels) qui exposent l'ensemble de la population hétérosexuelle.

b) L'article L. 3121-1 du Code de la santé publique précise que « la définition de la politique de lutte contre le virus de l'immunodéficience humaine relève de l'État » par :

- la désignation, dans chaque département, par le directeur général de l'agence régionale de santé d'une consultation destinée à effectuer de façon anonyme et gratuite la prévention, le dépistage et le diagnostic de l'infection par le virus de l'immunodéficience humaine ainsi que l'accompagnement dans la recherche de soins appropriés ;
- un régime d'indemnisation par l'Office national d'indemnisation des accidents médicaux, des affections iatrogènes et des infections nosocomiales (ONIAM).

c) Les victimes de préjudices résultant de la contamination par le virus de l'immunodéficience humaine causée par une transfusion sanguine ou une injection de produits dérivés du sang réalisée sur le territoire de la République française sont indemnisées par l'État.

C) *La lutte contre menaces sanitaires graves.*

a) En cas de menace sanitaire grave appelant des mesures d'urgence, notamment en cas de menace d'épidémie, le ministre chargé de la Santé peut, par arrêté motivé, actionner le préfet du département avec information du procureur de la République.

b) Chaque établissement de santé est doté d'un dispositif de crise dénommé *plan blanc d'établissement*, qui lui permet de mobiliser immédiatement les moyens de toute nature dont il dispose en cas d'afflux de patients ou de victimes ou pour faire face à une situation sanitaire exceptionnelle. Le plan blanc est arrêté, après avis des instances consultatives compétentes, par le directeur après concertation avec le directoire pour les établissements publics de santé et par l'instance délibérative sur proposition de son responsable pour les établissements de santé privés. Il est transmis au représentant de l'État dans le département, au directeur général de l'agence régionale de santé et au service d'aide médicale urgente départemental.

Il peut être déclenché par le directeur ou le responsable de l'établissement, qui en informe sans délai le représentant de l'État dans le département, ou à la demande de ce dernier. Dans tous les cas, le représentant de l'État dans le département informe sans délai le directeur général de l'agence régionale de santé, le service d'aide médicale urgente départemental et les représentants des collectivités territoriales concernées du déclenchement d'un ou plusieurs plans blancs. (C. santé publ., art. L. 3131-7).

c) En vue de répondre aux situations de catastrophe, d'urgence ou de menace sanitaires graves sur le territoire national, il est institué un *corps de réserve sanitaire* ayant pour objet de compléter, en cas d'événements excédant leurs moyens habituels, ceux mis en œuvre dans le cadre de leurs missions par les services de l'État, des collectivités territoriales et des autres personnes participant à des missions de sécurité civile. (C. santé publ., art. L. 3132-1).

2. La lutte contre les maladies mentales et les dépendances

A) *La lutte contre les maladies mentales.* – La loi de 1838 sur les aliénés a connu une longévité exceptionnelle, peut-être parce qu'elle était fortement inspirée par des connotations d'ordre public. Abolie par la loi du 27 juin 1990, elle a fait place à un ensemble de dispositions législatives et réglementaires créatrices de droits très protecteurs au profit des personnes atteintes de troubles mentaux.

a) L'article L. 3211-1 du Code de la santé publique stipule qu'une personne ne peut sans son consentement ou, le cas échéant, sans celui de son représentant légal, être hospitalisée ou maintenue en hospitalisation dans un établissement, public ou privé, accueillant des malades atteints de troubles mentaux, hormis les cas prévus par la loi.

Toute personne hospitalisée ou sa famille dispose du droit de s'adresser au praticien ou à l'équipe de santé mentale, publique ou privée, de son choix tant à l'intérieur qu'à l'extérieur du secteur psychiatrique correspondant à son lieu de résidence.

b) Une personne est hospitalisée :

- avec son consentement pour des troubles mentaux est dite *en hospitalisation libre* ;
- sur *demande d'un tiers* que si ses troubles rendent impossible son consentement ou si son état impose des soins immédiats assortis d'une surveillance constante en milieu hospitalier ;
- en *l'hospitalisation d'office* si ses troubles mentaux nécessitent des soins et compromettent la sûreté des personnes ou portent atteinte, de façon grave, à l'ordre public. Ce mode d'hospitalisation a fait l'objet d'une réforme davantage protectrice pour les personnes (loi du 5 juillet 2011).

c) Lorsqu'une personne atteinte de troubles mentaux est hospitalisée sans son consentement ou est transportée en vue de cette hospitalisation, les restrictions à l'exercice de ses libertés individuelles doivent être limitées à celles nécessitées par son état de santé et la mise en œuvre de son traitement. En toutes circonstances, la dignité de la personne hospitalisée doit être respectée et sa réinsertion recherchée. Elle doit être informée dès l'admission et par la suite, à sa demande, de sa situation juridique et de ses droits. En tout état de cause, elle dispose du droit :

- de communiquer avec les autorités sanitaires ;
- de saisir la commission départementale des hospitalisations psychiatriques ;
- de prendre conseil d'un médecin ou d'un avocat de son choix ;
- d'émettre ou de recevoir des courriers ;
- de consulter le règlement intérieur de l'établissement et de recevoir les explications qui s'y rapportent ;
- d'exercer son droit de vote ;
- de se livrer aux activités religieuses ou philosophiques de son choix.

Ces droits, à l'exception de ceux mentionnés aux 4°, 6° et 7°, peuvent être exercés à leur demande par les parents ou les personnes susceptibles d'agir dans l'intérêt du malade.

d) Dans chaque département, une *commission départementale des hospitalisations psychiatriques*, composée d'un psychiatre, désigné par le procureur général près la cour d'appel, d'un magistrat désigné par le premier président de la cour d'appel et de deux personnalités qualifiées, désignées respectivement par le préfet du département et par le président du conseil général, est chargée d'examiner la situation des personnes hospitalisées en raison de troubles mentaux au regard du respect des libertés individuelles et de la dignité des personnes.

e) L'hospitalisation, avec ou sans son consentement, d'une personne détenue atteinte de troubles mentaux est réalisée dans un établissement de santé, au sein d'une unité spécialement aménagée.

B) La *lutte contre l'alcoolisme* est organisée et coordonnée par l'État. Celui-ci organise et coordonne la prévention et le traitement de l'alcoolisme.

a) Elle porte (articles L. 3311-1 à L. 3355-8 du Code de la santé publique) sur le contrôle des boissons (classification, fabrication, commerce, publicité), le contrôle des débits de boissons (catégories de licences, ouvertures, mutations, transferts, zones protégées, exploitation), la répression de l'ivresse publique et la protection des mineurs. Les infractions font l'objet de sanctions pénales.

b) La prophylaxie de l'alcoolisme est réalisée, quant à elle, principalement dans des centres d'hygiène alimentaire (CHA) souvent rattachés à des établissements de santé.

C) La *lutte contre la toxicomanie* a été réorganisée dans le cadre de la loi n° 70-1320 du 31 décembre 1970. Elle « balance » toujours entre une politique de soins et une politique répressive.

L'article L. 3411-1 du Code de la santé publique précise que « une personne usant d'une façon illicite de substances ou de plantes classées comme stupéfiants bénéficie d'une prise en charge sanitaire organisée par l'agence régionale de santé ».

L'organisation de la lutte est fixée par les articles L. 3411-1 à L. 3425-2 du Code de la santé publique qui stipulent notamment :

- les modalités des signalements par les services médicaux et sociaux, la situation des personnes signalées, les signalements spontanés ;
- les dispositions pénales auxquelles s'exposent les toxicomanes ;
- les mesures d'accompagnement ;
- les injonctions thérapeutiques prononcées par le procureur de la République, par le juge d'instruction, par le juge des libertés et de la détention, par la juridiction de jugement.

Un Institut national de l'enseignement, de la recherche, de l'information et de la prévention sur les toxicomanies a pour mission de coordonner toutes les actions relevant de l'État et de poursuivre toutes recherches utiles, tant fondamentales que cliniques, dans le domaine de la pharmacodépendance et de la toxicomanie.

D) La *lutte contre le tabagisme* relève du livre V du Code de la santé publique (art. L. 3511-1 à L. 3512-4) est confiée également à l'État.

a) Sont considérés comme produits du tabac, les produits destinés à être fumés, prisés, mâchés ou sucés, dès lors qu'ils sont, même partiellement, constitués de tabac, ainsi que les produits destinés à être fumés même s'ils ne contiennent pas de tabac, à la seule exclusion des produits qui sont destinés à un usage médicamenteux. Est considéré comme ingrédient toute substance ou tout composant, autre que les feuilles et autres parties naturelles ou non transformées de la plante du tabac, utilisés dans la fabrication ou la préparation d'un produit du tabac et encore présents dans le produit fini, même sous une forme modifiée, y compris le papier, le filtre, les encres et les colles.

b) La responsabilité de la réglementation en matière de propagande, de publicité, directe ou indirecte, en faveur du tabac et des produits du tabac, comme les teneurs maximales en goudron ou le respect des mesures d'interdiction de fumer dans les lieux affectés à un usage collectif sont strictement réglementés. Les infractions font l'objet de sanctions pénales.

E) La *lutte contre le dopage* est organisée par le ministre chargé des Sports, en liaison avec les autres ministres intéressés, s'assure que des actions de prévention, de surveillance médicale et d'éducation sont mises en œuvre avec le concours des fédérations sportives agréées pour assurer la protection de la santé des sportifs et lutter contre le dopage (titre III du livre II du Code du sport).

a) Un conseil de prévention et de lutte contre le dopage, autorité administrative indépendante, participe à la définition de la politique de protection de la santé des sportifs et contribue à la régulation des actions de lutte contre le dopage.

b) Des antennes médicales de lutte contre le dopage, agréées par arrêté des ministres chargés de la Santé et celui chargé des Sports, organisent des consultations, qui peuvent être anonymes, ouvertes aux personnes ayant eu recours à des pratiques de dopage.

c) La surveillance médicale des sportifs est réalisée avec l'aide des fédérations sportives et des médecins chargés de produire un certificat médical lors de la délivrance d'une licence sportive.

d) L'utilisation, au cours des compétitions et manifestations sportives, organisées par des fédérations sportives, de substances et procédés de nature à modifier les capacités ou à masquer l'emploi de substances ou procédés ayant cette propriété, est interdite. Il s'agit d'infractions faisant l'objet de constats et de contrôles sanctionnés pénalement.

F) La *délinquance sexuelle* fait non seulement l'objet de mesures préventives, mais également de mesures d'ordre public sur la base de l'injonction de soins et de la mise en place d'un suivi sociojudiciaire des délinquants faisant intervenir le juge d'application des peines, des médecins traitants et des psychiatres (art. L. 3711-1 à L. 3711-5 du Code de la santé publique).

Chapitre II

LE CONTRÔLE JURIDIQUE DES MOYENS SANITAIRES

En France, la politique de santé consiste à confier à l'État le contrôle des moyens institutionnels, humains et techniques au service de la lutte et de la protection contre les maladies. Il s'agit en particulier :

- du contrôle des établissements et des professions de santé ;
- du contrôle des produits et des services de santé.

I. – Le contrôle des établissements et des professions de santé

Compte tenu de leur participation à des actions de santé publique, les établissements et les professionnels de santé sont étroitement contrôlés par l'État.

1. **Le contrôle des établissements de santé.** – Le contrôle administratif des établissements de santé, qu'ils soient publics ou privés, constitue la contrepartie de la large autonomie juridique accordée à ces établissements.

A) *Le régime des autorisations.* – Sont soumis à un régime d'autorisation, par les agences régionales de santé (ARS), les projets relatifs à la création, l'extension, la conversion totale ou partielle de toute activité de soins développée par tout établissement de santé public ou privé ainsi que le regroupement de ces établissements. Ce régime s'applique également aux installations d'équipements matériels lourds (scanners, IRM...). Ces autorisations sont accordées lorsque le projet d'abord répond, dans le territoire de santé considéré, aux besoins de la population tels qu'ils sont définis par le schéma régional et interrégional d'organisation sanitaire (SROS) et par le schéma régional médico-social, par le projet médical de territoire, par le plan stratégique régional, satisfaisant enfin à des conditions techniques de fonctionnement.

B) *Le contrôle administratif des établissements de santé.* – Ce contrôle porte essentiellement sur les établissements publics de santé, sur les *actes* et sur les *personnes*. Les délibérations des conseils de surveillance des établissements publics de santé, comme certains actes du directeur tel le budget (état prévisionnel des recettes et des dépenses), sont soumises à l'approbation du directeur de l'agence régionale de santé qui effectue un contrôle de *légalité* ou d'*opportunité*. Les chambres régionales des comptes (CRC) exercent un contrôle comptable et financier. Les autorités sanitaires sont également chargées du contrôle des installations techniques des établissements au titre de la sécurité sanitaire (sécurité contre le risque d'incendie ; dispositifs de stérilisation). En ce qui concerne les *personnes,* les directeurs et les praticiens hospitaliers des établissements publics sont nommés et gérés, depuis une ordonnance du 1er septembre 2005, par un centre national de gestion (CNG).

La Haute Autorité de santé (HAS) est chargée de certifier tous les établissements de santé, publics et privés.

2. **Le contrôle des professions de santé.** – L'État est chargé, notamment avec les ordres professionnels, de veiller au respect des conditions d'exercice et des règles d'organisation des professions médicales, des professions de la pharmacie et des auxiliaires médicaux. La Haute Autorité de santé est chargée d'accréditer les professionnels de santé, en particulier sur la base de l'évaluation des pratiques professionnelles (EPP).

L'exercice illégal de ces professions fait l'objet de sanctions pénales (amendes ou emprisonnement selon la gravité des infractions) et le contrôle des conditions d'exercice est réalisé, selon les cas, par les médecins et les pharmaciens inspecteurs de santé publique ainsi que par les inspecteurs de l'Agence française de sécurité sanitaire des produits de santé et par toutes les personnes habilitées à constater les infractions à la législation sur la répression des fraudes.

A) *La réglementation des professions médicales.*

a) Le Code de la santé publique fixe les *conditions générales d'exercice* de ces professions. L'article L. 4111-1 précise que nul ne peut exercer la profession de médecin, de chirurgien-dentiste ou de sage-femme s'il n'est :

- titulaire d'un diplôme, certificat ou autre titre (diplôme français d'État ; diplôme, certificat ou titre délivré par un État membre de l'Union européenne) ;
- de nationalité française, de citoyenneté andorrane ou ressortissant d'un État membre de la Communauté européenne, ou partie à l'accord sur l'Espace économique européen, du Maroc ou de la Tunisie, sous réserve de l'application, le cas échéant, de règles découlant d'engagements internationaux ;
- inscrit à un tableau de l'ordre des médecins, de l'ordre des chirurgiens-dentistes ou de l'ordre des sages-femmes.

Le ministre chargé de la Santé peut, après avis d'une commission et sous certaines conditions, autoriser individuellement à exercer les personnes françaises ou étrangères titulaires d'un diplôme, titre ou certificat de valeur scientifique.

b) La loi et le règlement fixent *les règles d'organisation* des professions médicales tandis que les ordres nationaux veillent au maintien des principes de moralité, de probité et de dévouement indispensables à l'exercice de ces professions et à l'observation, par tous leurs membres, des devoirs professionnels ainsi que des règles édictées par le Code de déontologie (décret du 6 septembre 1995 pour les médecins).

De plus, ces ordres nationaux assurent la défense de l'honneur et de l'indépendance des professions médicales. Ils accomplissent leurs missions par l'intermédiaire du conseil national de l'ordre, des conseils départementaux (inscription à l'ordre) et des conseils régionaux ou interrégionaux (instances disciplinaires).

B) *Les professions de la pharmacie.*

a) Les pharmaciens disposent d'un *monopole*. L'article L. 4211-1 du Code de la santé publique dispose que sont réservées aux pharmaciens :

- la préparation des médicaments destinés à l'usage de la médecine humaine ;
- la préparation des objets de pansements et de tous articles présentés comme conformes à la pharmacopée, la préparation des insecticides et acaricides destinés à être appliqués sur l'homme, la préparation des produits destinés à l'entretien ou l'application des lentilles oculaires de contact ainsi que la préparation des produits et réactifs conditionnés en vue de la vente au public et qui sont destinés au diagnostic médical ou à celui de la grossesse ;
- la préparation des générateurs, trousses ou précurseurs ;
- la vente en gros et au détail et toute dispensation au public des médicaments, produits mentionnés ci-dessus ;
- la vente des plantes médicinales ;
- la vente au détail et toute dispensation au public des huiles essentielles et des préparations ne constituant ni des produits cosmétiques, ni des produits à usage ménager, ni des denrées ou boissons alimentaires ;
- la vente au détail et toute dispensation au public des aliments lactés diététiques pour nourrissons et des aliments de régime destinés aux enfants du premier âge (moins de 4 mois).

b) Le Code de la santé publique fixe les *conditions générales d'exercice* de la profession de pharmacien. L'article L. 4221-1 précise que nul ne peut exercer la profession de pharmacien s'il n'offre toutes garanties de moralité professionnelle et s'il ne réunit les conditions suivantes :

- être titulaire d'un diplôme, certificat ou autre titre (diplôme français d'État ; diplôme, certificat ou titre délivré par un État membre de l'Union européenne) ;
- être de nationalité française, de citoyenneté andorrane ou ressortissant d'un État membre de l'Union européenne, ou partie à l'accord sur l'Espace économique européen, ou ressortissant d'un pays dans lequel les Français peuvent exercer la pharmacie lorsqu'ils sont titulaires du diplôme qui en ouvre l'exercice aux nationaux de ce pays ;
- être inscrit à l'ordre des pharmaciens.

Le ministre chargé de la Santé peut, après avis du Conseil supérieur de la pharmacie, autoriser individuellement à exercer la pharmacie les personnes titulaires d'un diplôme, certificat ou autre titre permettant l'exercice de la profession de pharmacien dans le pays d'obtention de ce diplôme, certificat ou titre, après avoir satisfait à des épreuves anonymes de connaissances.

c) Dans chaque région, les pharmaciens qui tiennent une officine ouverte sont inscrits sur un tableau établi et tenu à jour par le conseil régional de l'ordre des pharmaciens d'officine. La profession de pharmacien est organisée sur la base d'un ordre national chargé d'assurer le respect des devoirs professionnels ainsi que la défense de l'honneur et de l'indépendance de la profession. Cet ordre est composé d'un conseil national, défenseur de la légalité et de la moralité professionnelle et des conseils régionaux.

d) Les médecins, odontologistes et les pharmaciens exerçant leurs fonctions dans les établissements publics de santé, dans les hôpitaux des armées, ainsi que ceux exerçant leurs fonctions dans les établissements de santé privés d'intérêt collectif, sont soumis à une obligation de développement professionnel continu.

C) *Les auxiliaires médicaux.* – L'exercice de ces professions (art. L. 4311-1 à L. 4394-3-3 du Code de la santé publique) est subordonné à des conditions de diplômes, titres ou certificats. Elles sont désormais ouvertes aux ressortissants d'un État membre de l'Union européenne, ou partie à l'accord sur l'Espace économique européen à la condition qu'ils justifient d'un diplôme, titre ou certificat reconnus. L'exercice de ces professions est de plus généralement conditionné par l'inscription sur une liste dressée par la préfecture de département de sa résidence professionnelle.

a) La profession d'*infirmier(ière)*. – L'exercice de la profession d'infirmier ou d'infirmière comporte l'analyse, l'organisation, la réalisation de soins infirmiers et leur évaluation, la contribution au recueil de données cliniques et épidémiologiques et la participation à des actions de prévention, de dépistage, de formation et d'éducation à la santé.

Dans l'ensemble de ces activités, les infirmiers et infirmières sont soumis au respect des règles professionnelles et notamment du secret professionnel. Ils exercent leur activité en relation avec les autres professionnels du secteur de la santé, du secteur social et médico-social et du secteur éducatif (C. santé publ., art. R 4311). Les infirmiers (ières) sont tenus de respecter des règles professionnelles fixées par le décret du 29 juillet 2004. Un ordre national a été créé par la loi du 21 décembre 2006.

b) La profession de *masseur-kinésithérapeute*. – La masso-kinésithérapie consiste en des actes réalisés de façon manuelle ou instrumentale, notamment à des fins de rééducation, qui ont pour but de prévenir l'altération des capacités fonctionnelles, de concourir à leur maintien et, lorsqu'elles sont altérées, de les rétablir ou d'y suppléer. Ils sont adaptés à l'évolution des sciences et des techniques (décret 27 juin 2000). Un ordre national a été créé en 1997.

c) Les *pédicures-podologues* ont qualité pour traiter directement les affections épidermiques, limitées aux couches cornées et les affections unguéales du pied, à l'exclusion de toute intervention provoquant l'effusion de sang. Ils ont également seuls qualité pour pratiquer les soins d'hygiène, confectionner et appliquer les semelles destinées à soulager les affections épidermiques. Sur ordonnance et sous contrôle médical, les pédicures-podologues peuvent traiter les cas pathologiques de leur domaine de compétence. Les pédicures-podologues peuvent adapter, dans le cadre d'un renouvellement, les prescriptions médicales initiales d'orthèses plantaires datant de moins de trois ans, dans des conditions fixées par décret et sauf opposition du médecin (décret du 30 juillet 2008). L'exercice de la profession est subordonné à l'inscription à l'ordre (loi du 9 août 2004).

d) Est considérée comme exerçant la profession d'*ergothérapeute* toute personne qui, non médecin, exécute habituellement des actes professionnels d'ergothérapie, sur prescription médicale (décret du 29 juillet 2004). Les ergothérapeutes ont un ordre professionnel commun avec celui des masseurs-kinésithérapeutes.

La profession de *psychomotricien* est réservée à toute personne qui, non médecin, exécute habituellement des actes professionnels de rééducation psychomotrice, sur prescription médicale (décret du 6 mai 1988).

e) Peut exercer la profession d'*orthophoniste* toute personne qui, non médecin, exécute habituellement des actes de rééducation constituant un traitement des anomalies de nature pathologique, de la voix, de la parole et du langage oral ou écrit, hors la présence du médecin mais sur ordonnance médicale.

Quant à la profession d'*orthoptiste,* elle est réservée à toute personne qui exécute habituellement des actes de rééducation orthoptique, hors la présence du médecin, mais sur ordonnance médicale (décret du 27 novembre 2007).

f) Le manipulateur d'électroradiologie médicale est un professionnel de santé qui, sur prescription et sous la responsabilité d'un médecin, participe directement à la réalisation des investigations relevant de l'imagerie médicale (radiologie classique, scanographie, IRM, médecine nucléaire) et des traitements (radiothérapie). Il a à la fois un rôle soignant et médico-technique, du fait de l'utilisation de dispositifs technologiques de haute technicité (décret du 19 février 2010).

g) Les préparateurs en pharmacie sont seuls autorisés à seconder le titulaire de l'officine et les pharmaciens qui l'assistent dans la préparation et la délivrance au public des médicaments destinés à la médecine humaine et à la médecine vétérinaire. Ils assument leurs tâches sous la responsabilité et le contrôle effectif d'un pharmacien. Leur responsabilité pénale demeure engagée.

h) Peut exercer la profession d'*audioprothésiste* toute personne qui procède à l'appareillage des déficients de l'ouïe. Cet appareillage comprend le choix, l'adaptation, la délivrance, le contrôle d'efficacité immédiate et permanente de la prothèse auditive et l'éducation prothétique de l'ouïe appareillée. La délivrance de chaque appareil de prothèse auditive est soumise à la prescription médicale préalable et obligatoire du port d'un appareil, après examen otologique et audiométrique tonal et vocal.

Peuvent exercer la profession d'*opticien-lunettier détaillant* les personnes pourvues de diplômes, certificats ou titres reconnus et inscrites sur une liste dressée par le préfet du département.

i) L'usage professionnel du titre de *diététicien,* accompagné ou non d'un qualificatif, est réservé aux titulaires d'un diplôme, certificat ou titre reconnus sanctionnant une formation technique.

j) Le Code de la santé publique précise les conditions d'exercice des professions de technicien de laboratoire médical, d'aide-soignant, d'auxiliaire de puériculture et d'ambulancier.

II. – Le contrôle des produits et des services de santé

Il n'apparaît pas comme anormal que la consommation des produits de santé et le bénéfice de certaines prestations sanitaires fassent l'objet de dispositions protectrices à l'égard de la population.

1. **Le contrôle des produits de santé.** – Il est effectué essentiellement, *au niveau national* par le ministère de la Santé (en coordination avec d'autres ministères) et l'Agence française de sécurité sanitaire des produits de santé (AFSSAPS), *au niveau régional*, par les agences régionales de santé (ARS).

Les produits de santé sont constitués des produits pharmaceutiques, de dispositifs médicaux et de produits et objets divers tous soumis à une réglementation de plus en plus sévère.

A) *Les produits pharmaceutiques.*

a) Par définition, on entend par médicament « toute substance ou composition présentée comme possédant des propriétés curatives ou préventives à l'égard des maladies humaines ou animales, ainsi que tout produit pouvant être administré à l'homme ou à l'animal, en vue d'établir un diagnostic médical ou de restaurer, corriger ou modifier leurs fonctions organiques » (art. L. 5111-1 du Code de la santé publique).

On entend par spécialité pharmaceutique, tout médicament préparé à l'avance, présenté sous un conditionnement particulier et caractérisé par une dénomination spéciale (art. L. 5111-2 du Code de la santé publique).

b) Les médicaments à *usage humain* sont constitués par des :

- préparations magistrales : médicaments préparés selon une prescription médicale destinée à un malade déterminé ;
- préparations hospitalières : médicaments préparés par une pharmacie, à usage intérieur d'un établissement de santé, ou par l'établissement pharmaceutique de cet établissement de santé autorisé ;
- préparations officinales : médicaments préparés en pharmacie destinés à être dispensés directement aux patients approvisionnés par cette pharmacie ;
- produits officinaux divisés (drogue simple, produit chimique, préparation stable) préparés à l'avance par un

établissement pharmaceutique et divisés soit par lui, soit par la pharmacie d'officine qui le met en vente, soit par une pharmacie à usage intérieur ;

- spécialités génériques d'une spécialité de référence, regroupement d'une spécialité de référence et des spécialités qui en sont génériques ;
- médicaments immunologiques (allergènes, vaccins, toxines ou sérums) ;
- médicaments radiopharmaceutiques, contenant un ou plusieurs isotopes radioactifs (radionucléides), incorporés à des fins médicales ;
- générateurs : systèmes contenant un radionucléide parent ;
- trousses : préparations qui doivent être reconstituées ou combinées avec des radionucléides dans le produit radiopharmaceutique final ;
- précurseurs : tout autre radionucléide produit pour le marquage radioactif d'une autre substance avant administration ;
- médicaments homéopathiques : médicaments obtenus à partir de substances appelées souches ;
- préparations de thérapie génique : médicaments servant à transférer du matériel génétique ;
- préparations de thérapie cellulaire xénogénique (cellules d'origine animale et leurs dérivés utilisés à des fins thérapeutiques) ;
- médicaments biologiques (médicament dont la substance active est produite à partir d'une source biologique ou en est extraite) ;
- médicaments biologiques similaires à des médicaments de référence ;
- médicaments à base de plantes.

Sont considérés également comme des médicaments, les produits présentés comme supprimant l'envie de fumer ou réduisant l'accoutumance au tabac ainsi que les produits stables préparés à partir du sang et de ses composants.

Toute spécialité pharmaceutique, tout autre médicament fabriqué industriellement ainsi que tout générateur, trousse ou précurseur doit faire l'objet, avant sa commercialisation ou sa distribution à titre gratuit, d'une autorisation de mise sur le marché (AMM), valable cinq ans. Les médicaments et produits font l'objet de règles drastiques concernant leur prix de vente et leurs modalités de remboursement par l'assurance-maladie de la Sécurité sociale.

La fabrication, l'importation, l'exportation et la distribution en gros des médicaments, produits et objets pharmaceutiques ne peuvent être effectuées que dans des établissements pharmaceutiques agréés par l'Agence française de sécurité sanitaire des produits de santé.

La distribution au détail des médicaments, produits et objets pharmaceutiques, est réalisée dans les officines autorisées, par ailleurs, à exécuter les préparations magistrales ou officinales.

L'exploitation d'une officine pharmaceutique est incompatible avec l'exercice d'une autre profession, notamment avec celle de médecin, vétérinaire, sage-femme ou dentiste.

Tout pharmacien se proposant d'exploiter une officine doit en faire la déclaration préalable à la préfecture où elle est enregistrée. Le pharmacien doit être propriétaire de l'officine dont il est titulaire et doit exercer personnellement sa profession. Au nom de la permanence et de la continuité des services de santé, un service de garde ainsi qu'un service d'urgence sont organisés pour répondre aux besoins du public en dehors des jours et heures d'ouverture généralement pratiqués dans une zone déterminée.

Toute création d'une nouvelle officine, tout transfert d'une officine d'un lieu dans un autre et tout regroupement d'officines sont subordonnés à l'octroi d'une autorisation délivrée par l'agence régionale de santé.

Les pharmacies implantées dans les établissements de santé et dans les établissements médico-sociaux sont désormais des pharmacies à usage intérieur dont l'activité est limitée à l'usage particulier des malades hospitalisés.

Dans l'intérêt de la santé publique, le ministre chargé de la Santé arrête la liste des médicaments que certains établissements de santé, disposant d'une pharmacie à usage intérieur, sont autorisés à vendre au public, au détail, dans des conditions d'utilisation et de cession arrêtées par les ministres chargés de l'Économie et des Finances, de la Santé et de la Sécurité sociale.

c) D'autres produits et substances pharmaceutiques sont également réglementés quant à leurs conditions de fabrication, de conditionnement, d'importation et de vente au public. Il en est ainsi des *produits cosmétiques* qui sont des « substances ou préparations destinées à être mises en contact avec les diverses parties superficielles du corps humain (épiderme, systèmes pileux et capillaire, ongles, lèvres, organes génitaux externes, dents et muqueuses buccales) en vue, exclusivement ou principalement, de les nettoyer, de les parfumer, d'en modifier l'aspect, de les protéger, de les maintenir en bon état ou de corriger les odeurs corporelles » (art. L. 5131-1 du Code de la santé publique).

Il en est de même des *substances et préparations vénéneuses*. On entend par « substances » les éléments chimiques et leurs composés comme ils se présentent à l'état naturel ou tels qu'ils sont produits par l'industrie, contenant éventuellement tout additif nécessaire à leur mise sur le marché. On entend par « préparations » les mélanges ou solutions composés de deux substances ou plus. Sont visées :

- les substances et préparations dangereuses, toxiques, nocives, corrosives, irritantes, cancérogènes, tératogènes et mutagènes ;
- les substances stupéfiantes ;
- les substances psychotropes ;
- les substances dangereuses ou ayant des effets indésirables.

Sont également réglementés les réactifs (substances chimiques ou biologiques spécialement préparées pour leur utilisation *in vitro,* pour le diagnostic médical ou à celui de la grossesse, pour les examens d'anatomie et de cytologie pathologiques), les contraceptifs, les produits aptes à provoquer une interruption volontaire de grossesse, les insecticides et acaricides, les aliments diététiques destinés à des fins médicales.

d) Quant aux médicaments *vétérinaires,* ce sont des médicaments destinés à l'animal qui ne peuvent être délivrés au public qu'après avoir préalablement reçu une autorisation de mise sur le marché délivrée, pour une durée de cinq ans, par l'Agence nationale chargée de la sécurité sanitaire de l'alimentation, de l'environnement et du travail. Leur fabrication, importation, distribution en gros, préparation extemporanée, et vente au détail sont particulièrement réglementées et dans des conditions proches de celles applicables aux médicaments à usage humain.

B) *Les dispositifs médicaux.*

a) On entend par dispositif médical tout instrument, appareil, équipement, matière, produit, à l'exception des produits d'origine humaine, ou autre article utilisé seul ou en association, y compris les accessoires et logiciels nécessaires au bon fonctionnement de celui-ci, destiné par le fabricant à être utilisé chez l'homme à des fins médicales et dont l'action principale voulue n'est pas obtenue par des moyens pharmacologiques ou immunologiques ni par métabolisme, mais dont la fonction peut être assistée par de tels moyens.

Constitue également un dispositif médical le logiciel destiné par le fabricant à être utilisé spécifiquement à des fins diagnostiques ou thérapeutiques.

Les dispositifs médicaux qui sont conçus pour être implantés en totalité ou en partie dans le corps humain, ou placés dans un orifice naturel, et qui dépendent pour leur bon fonctionnement d'une source d'énergie électrique ou de toute source d'énergie autre que celle qui est générée directement par le corps humain ou la pesanteur, sont dénommés dispositifs médicaux implantables actifs.

b) Les dispositifs médicaux de diagnostic *in vitro* font l'objet de dispositions particulières.

c) Il en est de même pour la réglementation applicable aux objets concernant les nourrissons et les enfants (jouets et amusettes ; biberons, tétines et sucettes), aux baladeurs musicaux ou aux obligations d'hygiène imposées aux restaurants et débits de boissons, coiffeurs, manucures, pédicures, masseurs et tous autres professionnels prodiguant des soins personnels.

2. **Le contrôle des prestations de santé.** – Il concerne l'activité des laboratoires d'analyses de biologie médicale (articles L. 6212-1 à L. 6242-5), l'aide médicale urgente, les transports sanitaires, la permanence et la continuité des soins et la télémédecine et autres services de santé réglementés par les articles L. 6311-1 à L. 6325-1.

A) *Les laboratoires d'analyses de biologie médicale.* – Un examen de biologie médicale est un acte médical qui concourt à la prévention, au dépistage, au diagnostic ou à l'évaluation du risque de survenue d'états pathologiques, à la décision et à la prise en charge thérapeutiques, à la détermination ou au suivi de l'état physiologique ou physiopathologique de l'être humain (C. santé publ., art. L. 6211-1).

a) Un laboratoire de biologie médicale est une structure au sein de laquelle sont effectués les examens de biologie médicale. Un laboratoire de biologie médicale peut également réaliser des activités biologiques d'assistance médicale à la procréation ainsi que des examens d'anatomie et de cytologie pathologiques. Les laboratoires de biologie médicale participent à des missions de santé publique. Ils participent également à la permanence de l'offre de biologie médicale définie sur le territoire de santé infrarégional. Ils contribuent auprès du patient à des programmes d'éducation thérapeutique. Ils peuvent être appelés à participer à des programmes d'enseignement et de recherche.

b) Un biologiste médical est :

- soit un médecin, soit un pharmacien titulaire de diplômes autorisant l'exercice de la profession ;
- soit un médecin ou un pharmacien autorisés à exercer la biologie médicale.

L'ordonnance n° 2010-49 du 13 janvier 2010 a élargi les conditions d'exercice de la profession, d'une part, à des personnes exerçant dans un laboratoire de biologie médicale ou dans un établissement public de santé, d'autre part, à des vétérinaires ayant commencé une formation de spécialité en biologie médicale avant la date de publication de ce texte.

c) Le laboratoire de biologie médicale est dirigé par un biologiste médical dénommé biologiste-responsable. Le biologiste médical bénéficie des règles d'indépendance professionnelle reconnues au médecin et au pharmacien dans le code de déontologie qui leur est applicable. Le biologiste-responsable exerce la direction du laboratoire dans le respect de ces règles.

d) Un laboratoire de biologie médicale ne peut réaliser d'examen de biologie médicale sans accréditation par le Comité français d'accréditation (Cofrac).

e) L'ouverture d'un laboratoire de biologie médicale, public ou privé, est subordonnée au dépôt préalable, par son représentant légal, d'une déclaration auprès de l'agence régionale de santé.

f) Un laboratoire de biologie médicale privé est exploité en nom propre ou sous la forme :

- d'une association, d'une fondation ou d'un autre organisme à but non lucratif ;
- d'une société civile professionnelle régie par la loi n° 66-879 du 29 novembre 1966 relative aux sociétés civiles professionnelles ;
- d'une société d'exercice libéral régie par la loi n° 90-1258 du 31 décembre 1990 relative à l'exercice sous forme de sociétés des professions libérales soumises à un statut législatif ou réglementaire ou dont le titre est protégé et aux sociétés de participations financières de professions libérales ;
- d'une société coopérative régie par la loi n° 47-1775 du 10 septembre 1947 portant statut de la coopération ;
- d'un groupement de coopération sanitaire (GCS).

B) *L'aide médicale urgente.*

a) L'aide médicale urgente a pour objet, en relation notamment avec les dispositifs communaux et départementaux d'organisation des secours, de faire assurer aux malades, blessés et parturientes, en quelque endroit qu'ils se trouvent, les soins d'urgence appropriés à leur état (art. L. 6311-1 du Code de la santé publique).

b) Seuls les établissements de santé, publics ou privés, dont la mission principale est de dispenser des soins de courte durée ou concernant des affections graves pendant leur phase aiguë en médecine, chirurgie, obstétrique, odontologie ou psychiatrie, peuvent comporter une ou plusieurs unités participant au service d'aide médicale urgente (SAMU).

c) Les services d'aide médicale urgente comportent un centre de réception et de régulation des appels (centre 15) dont le fonctionnement peut être assuré avec le concours de praticiens non hospitaliers qui en font la demande, sur la base de conventions. Les centres de réception et de régulation des appels sont interconnectés, dans le respect du secret médical, avec les dispositifs de réception des appels destinés aux services de police (le 17) et aux services d'incendie et de secours (le 18).

d) Un comité départemental de l'aide médicale urgente, de la permanence des soins et des transports sanitaires est présidé par le préfet du département et regroupe les représentants des acteurs de ces domaines (hospitaliers, libéraux, pompiers, ambulanciers).

C) *Les transports sanitaires.*

a) Constitue un transport sanitaire, tout transport d'une personne malade, blessée ou parturiente, pour des raisons de soins ou de diagnostic, sur prescription médicale ou en cas d'urgence médicale, effectué à l'aide de moyens de transport terrestres, aériens ou maritimes, spécialement adaptés à cet effet.

Le transport de personnes décédées, en vue de prélèvement à des fins thérapeutiques, effectué à l'aide de moyens de transport terrestres, aériens ou maritimes, spécialement adaptés à cet effet, est considéré comme un transport sanitaire depuis le lieu de prise en charge de la personne décédée jusqu'à l'établissement de santé autorisé à pratiquer ces prélèvements.

Les transports des personnels de défense effectués à l'aide des moyens propres aux armées ne constituent pas des transports sanitaires (C. santé publ., art. L. 6312-1).

b) Toute personne effectuant un transport sanitaire doit avoir été préalablement agréée par le directeur général de l'agence régionale de santé. Le refus d'agrément doit être motivé.

D) *Permanence des soins.*

a) La mission de service public de permanence des soins est assurée, en collaboration avec les établissements de santé, par certains médecins dans le cadre de leur activité libérale.

b) Le directeur général de l'agence régionale de santé communique au préfet du département les informations permettant à celui-ci de procéder aux réquisitions éventuellement nécessaires à la mise en œuvre de la permanence des soins.

c) La régulation téléphonique des activités de permanence des soins et d'aide médicale urgente est accessible sur l'ensemble du territoire par un numéro de téléphone national. Cette régulation téléphonique est également accessible, pour les appels relevant de la permanence des soins, par les numéros des associations de permanence des soins disposant de plates-formes d'appels interconnectées avec ce numéro national, dès lors que ces plates-formes assurent une régulation médicale des appels.

E) *Continuité des soins.* – La continuité des soins aux malades est assurée quelles que soient les circonstances. Lorsque le médecin se dégage de sa mission de soins pour des raisons professionnelles ou personnelles, il doit indiquer à ses patients le confrère auquel ils pourront s'adresser en son absence. Le médecin doit également informer le conseil départemental de l'ordre de ses absences programmées. Le conseil départemental de l'ordre veille au respect de l'obligation de continuité des soins et en informe le directeur général de l'agence régionale de santé.

F) *Télémédecine.* – La télémédecine est une forme de pratique médicale à distance utilisant les technologies de l'information et de la communication. Elle met en rapport, entre eux ou avec un patient, un ou plusieurs professionnels de santé, parmi lesquels figure nécessairement un professionnel médical et, le cas échéant, d'autres professionnels apportant leurs soins au patient.

Elle permet d'établir un diagnostic, d'assurer, pour un patient à risque, un suivi à visée préventive ou un suivi post-thérapeutique, de requérir un avis spécialisé, de préparer une décision thérapeutique, de prescrire des produits, de prescrire ou de réaliser des prestations ou des actes, ou d'effectuer une surveillance de l'état des patients.

G) Les *réseaux de santé* ont pour objet de favoriser l'accès aux soins, la coordination, la continuité ou l'interdisciplinarité des prises en charge sanitaires, notamment de celles qui sont spécifiques à certaines populations, pathologies ou activités sanitaires. Ils assurent une prise en charge adaptée aux besoins de la personne, tant sur le plan de l'éducation à la santé, de la prévention, du diagnostic que des soins. Ils peuvent participer à des actions de santé publique. Ils procèdent à des actions d'évaluation afin de garantir la qualité de leurs services et prestations.

Ils sont constitués entre les professionnels de santé libéraux, les médecins du travail, des établissements de santé, des groupements de coopération sanitaire, des centres de santé, des institutions sociales ou médico-sociales et des organisations à vocation sanitaire ou sociale, ainsi qu'avec des représentants des usagers.

H) Des affaires retentissantes ont conduit à réglementer les activités de *chirurgie esthétique* qui ne peuvent être pratiquées que dans des installations satisfaisant à des conditions techniques de fonctionnement. La création de ces installations est soumise à l'autorisation de l'agence régionale de santé. L'autorisation, qui entraîne la possibilité de fonctionner, est accordée pour une durée limitée renouvelable. Elle est subordonnée au résultat d'une visite de conformité sollicitée par la personne autorisée et menée par l'autorité administrative compétente. Elle est réputée caduque si l'installation n'a pas commencé à fonctionner dans un délai de trois ans.

I) Les *centres de santé* sont des structures sanitaires de proximité dispensant principalement des soins de premier recours. Ils assurent des activités de soins sans hébergement et mènent des actions de santé publique ainsi que des actions de prévention, d'éducation pour la santé, d'éducation thérapeutique des patients et des actions sociales et pratiquent la délégation du paiement du tiers conformément aux dispositions du Code de la sécurité sociale. Ils peuvent pratiquer des interruptions volontaires de grossesse par voie médicamenteuse dans un cadre conventionnel. Ils constituent des lieux de stages pour la formation des différentes professions de santé et peuvent soumettre à l'agence régionale de santé des protocoles de soins. Ils sont créés et gérés soit par des organismes à but non lucratif, soit par des collectivités territoriales, soit par des établissements de santé.

J) Les *maisons de santé* assurent des activités de soins sans hébergement et peuvent participer à des actions de santé publique ainsi qu'à des actions de prévention et d'éducation pour la santé et à des actions sociales. Elles sont constituées entre des professionnels médicaux et des auxiliaires médicaux. Elles peuvent associer des personnels médico-sociaux. Les professionnels médicaux et auxiliaires médicaux exerçant dans une maison de santé élaborent un projet de santé, témoignant d'un exercice coordonné et conforme aux orientations des schémas régionaux d'organisation sanitaire.

K) Les *pôles de santé* assurent des activités de soins de premier recours et, le cas échéant, de second recours et peuvent participer aux actions de prévention, de promotion de la santé et de sécurité sanitaire. Ils sont constitués entre des professionnels de santé et, le cas échéant, des maisons de santé, des centres de santé, des réseaux de santé, des établissements de santé, des établissements et des services médico-sociaux, des groupements de coopération sanitaire et des groupements de coopération sociale et médico-sociale.

La protection de la santé n'a pas de prix sur le plan individuel. Mais elle constitue un coût sur le plan collectif et confère, de ce fait, une dimension économique à la politique de santé.

DEUXIÈME PARTIE

LA DIMENSION ÉCONOMIQUE DE LA POLITIQUE DE SANTÉ

La politique de santé s'exerce dans un cadre économique constitué d'établissements, de professionnels et de biens de santé, qui s'échangent dans un véritable « marché », où la demande de santé de la population est confrontée à l'offre des producteurs de santé.

Compte tenu que la santé n'est pas un produit ou un service comparable aux autres produits industriels ou commerciaux, ce « marché » est strictement contrôlé par l'État et financé par les cotisations sociales versées essentiellement par les entreprises et les assurés sociaux dans le cadre de l'assurance-maladie gérée par la Sécurité sociale.

Le *système de santé* constitue un système de réparation des dommages liés à la maladie et aux accidents qui comprend tous les éléments nécessaires pour satisfaire, au mieux, les besoins de la population en matière de santé. Il se superpose au système social dont le socle est constitué par le système de Sécurité sociale, qui, lui-même, trouve ses ressources, plus ou moins abondantes, dans l'économie générale.

Le système de santé est considéré comme un ensemble complexe qui doit prendre en compte des facteurs démographiques, sanitaires, économiques, comportementaux et environnementaux tout en s'appuyant sur un socle économique et social plus ou moins favorable à son développement (richesse nationale, niveau d'instruction, niveau de protection sociale de la population).

On distingue trois types de système de santé :

- les systèmes *bismarkiens,* fondés sur le principe de solidarité professionnelle, financés essentiellement par des cotisations sociales versées par les employeurs et par les assurés (France, Allemagne, Belgique, Pays-Bas, Luxembourg) ;
- les systèmes *beveridgiens,* fondés sur le principe de solidarité nationale, financés essentiellement par l'impôt (Royaume-Uni, Danemark, Irlande, Finlande, Suède, Portugal, Espagne, Italie, Grèce) ;
- les systèmes *libéraux,* fondés sur le principe de l'assurance individuelle et sur la concurrence des établissements de santé et des assureurs (États-Unis d'Amérique).

L'Organisation mondiale de la santé considère que tout système de santé est composé de trois éléments constitutifs :

- le groupe de la population qui exprime des besoins et une demande de santé ;
- le groupe des producteurs de soins qui constituent l'offre de santé ;
- le groupe des institutions chargées de l'organisation administrative et du fonctionnement financier. En France, il s'agit de l'État et de la Sécurité sociale.

Chapitre I

L'ÉVOLUTION DU « MARCHÉ DE LA SANTÉ »

Le marché de la santé est le lieu de confrontation entre :

- une demande de santé élastique et en constante augmentation ;
- une offre de santé dispersée.

I. – L'augmentation constante de la demande de santé

L'augmentation continue de la demande de santé est liée à de nombreux facteurs d'ordre démographique, d'ordre sanitaire ou d'ordre socio-économique. Dans ces conditions, les dépenses de santé ne font que croître au sein des dépenses sociales.

1. L'état de santé de la population

A) *L'amélioration continue de la connaissance de l'état sanitaire de la population.* – La lutte contre les maladies et la prévention des accidents et des risques de santé passent par la connaissance de l'état de santé de la population qui s'enrichit constamment de l'apport d'institutions et d'organismes qui partagent le même outil méthodologique (la recherche épidémiologique).

a) L'instrumentation méthodologique. – Étymologiquement, l'épidémiologie se définit comme « la connaissance de ce qui arrive au peuple », selon l'expression attribuée à Hippocrate. Surtout, il faut entendre par épidémiologie la connaissance des causes, de l'évolution quantitative et qualitative ainsi que de la mise en œuvre des moyens nécessaires à la prévention ou à l'éradication des maladies. À ce titre, l'épidémiologie apparaît comme la seule discipline scientifique susceptible de pallier les limites et incertitudes biologiques et médicales.

Historiquement, la recherche épidémiologique est de conception récente. Jusqu'au XIXe siècle, l'état de santé de la population était surtout exprimé en termes de mortalité. Les paroisses jouaient un rôle important dans la collecte des informations relatives à l'état civil.

Progressivement, l'outil s'est étendu aux statistiques médicales, à l'étude des conditions de vie et habitudes de consommation et à une analyse davantage exhaustive des facteurs démographiques.

La démarche épidémiologique se construit sur trois degrés de recherche. L'épidémiologie *descriptive* a pour objet de tenter d'apporter une réponse aux questions : quoi ?, qui ?, quand ? et où ? L'épidémiologie *explicative* (ou *étiologique*) a pour but de répondre à la question : pourquoi ? Enfin, l'épidémiologie *pragmatique* s'efforce de rechercher des solutions en répondant à la question : comment lutter contre les maladies ?

b) Cette instrumentation de connaissance scientifique est placée entre les mains de multiples acteurs. – Les ministères jouent, dans la connaissance de l'état de santé de la population, un rôle majeur.

Parmi ces derniers, le ministère chargé de la Santé dispose des apports de la *Direction générale de la santé* (DGS), en collaboration avec la direction de la Recherche, des Études, de l'Évaluation et des Statistiques (DREES).

Certaines actions qu'elle engage sont complétées par les contributions techniques apportées par les agences de sécurité sanitaire créées par la loi du 1er juillet 1998 comme l'Agence française de sécurité sanitaire des produits de santé ou l'Institut de veille sanitaire.

Un certain nombre d'autres ministères jouent un rôle significatif dans cette politique : ministère de la Défense nationale (rendez-vous citoyen, service de santé des armées), ministère de l'Agriculture (services vétérinaires), ministère de l'Intérieur (police sanitaire), ministère de l'Éducation nationale (santé scolaire et universitaire), ministère de la Justice (santé en milieu carcéral), ministère des Transports (prévention routière) et ministère du Travail (médecine du travail).

Le Gouvernement enrichit sa connaissance par le recours à la Conférence nationale de santé, au Haut Conseil de la santé publique, aux conférences régionales de la santé et de l'autonomie, instances qui s'inscrivent désormais dans le cadre légal fixé par les lois du 4 mars 2002 et du 29 juillet 2009.

L'action ministérielle est couramment relayée ou abondée par les travaux de l'Institut national de la santé et de la recherche médicale (INSERM), l'Institut national des statistiques et études économiques (INSEE), l'Institut national des études démographiques (INED), le Centre de recherches et de documentation sur la consommation (CREDOC) ou les travaux des centres nationaux de référence pour la lutte contre les maladies transmissibles, créés au sein des établissements de santé publics et privés par un arrêté du 7 octobre 1996.

De nombreux services ou d'institutions participent à ces réseaux de collecte parmi lesquels : le Service d'études techniques des routes et autoroutes (SETRA) ; la SNCF ; le Service de santé des gens de mer ; la direction des Mines ; la direction de la Sécurité civile ; les organismes d'assurance-maladie.

D'autres instruments de mesure, traditionnels mais originaux, concourent à la connaissance de certaines pathologies comme le cancer, les maladies cardio-vasculaires, les malformations congénitales, au sein de *registres,* chargés de collecter et d'enregistrer les statistiques relatives à ces dernières ou au sein d'une agence scientifique et sanitaire comme l'Institut national du cancer (INCa).

La médecine libérale est également associée à cet effort de collecte et d'analyse. Depuis 1991, un *réseau national téléinformatique de surveillance et d'information sur les maladies transmissibles* (RNTMT) y travaille dans le cadre d'une collaboration entre l'unité U 263 de l'INSERM et la Direction générale de la santé. Ce réseau comprend 500 médecins « sentinelles », volontaires, répartis sur tout le territoire national et qui participent à la veille, à l'alerte et à la riposte sanitaires, en particulier vaccinales, relatives à huit pathologies (syndromes grippaux, rougeole, oreillons, varicelle, urétrite masculine, diarrhées aiguës, hépatite présumée virale, Sida). Ces activités sont regroupées au sein de l'Institut de veille sanitaire.

Les *observatoires régionaux de la santé* (ORS), créés sur la base d'une circulaire du 28 juin 1986 sous la forme juridique d'associations de la loi de 1901, sont chargés de dresser le diagnostic sanitaire de chaque région.

Enfin, les services de la médecine scolaire, de la médecine du travail, de la médecine vétérinaire, du Service de santé des armées et les caisses d'assurance-maladie complètent utilement cette panoplie.

B) *Morbidité et mortalité.* – Pour apprécier l'état de santé d'une population, on recourt à deux indicateurs de santé :

- l'espérance de vie à la naissance ;
- le taux de mortalité infantile.

Le taux annuel de mortalité générale (nombre de décès pour 1 000 habitants) s'établit aux alentours de 8,4 ‰, soit environ 545 000 décès par an (le taux mondial est estimé à 12 ‰).

Il n'a fait que diminuer depuis le début du XXe siècle grâce à la performance des systèmes de protection sociale et de santé, et cette évolution s'inscrit dans le phénomène de transition démographique que connaissent tous les pays industrialisés (passage d'un état de mortalité et de natalité fortes à un état de mortalité et de natalité faibles).

La mortalité générale. Trois causes sont à l'origine des deux tiers des décès en France. En 2008, on dénombrait 157 812 décès au titre des tumeurs (première cause de mortalité et 30 % des décès), 146 127 décès au titre des maladies cardio-vasculaires (28 % des décès) et 36 673 décès imputables à des « causes externes » dont un peu plus de 4 000 au titre des accidents de transport, un peu plus d'un millier au titre des accidents du travail, plus de 10 000 décès dus au suicide et plus de 13 000 dus aux accidents de la vie courante et aux accidents domestiques.

Le nombre de décès imputables au suicide chez les jeunes et les personnes âgées ne fait qu'augmenter notamment avec l'âge, avec une forte prédominance chez l'homme à partir de l'âge de 65 ans. Le phénomène ne fait que s'amplifier avec le nombre croissant de chômeurs ou de personnes inactives. Il est également souvent lié à l'alcoolisme, à la toxicomanie et aux maladies mentales. Il s'agit d'un mal qui affecte toute l'Europe, et en particulier, l'Irlande, la Belgique et les Pays-Bas.

Deux autres pathologies sont encore très meurtrières : les maladies de l'appareil respiratoire, responsables d'environ 32 000 décès par an et les maladies de l'appareil digestif auxquelles on impute environ 23 000 décès chaque année.

Mais encore plus de 10 000 par an sont dus à des maladies infectieuses et parasitaires (typhoïde, Sida, méningite, brucellose, tétanos, tubercule, infections alimentaires, botulisme, légionellose et listériose).

Ces causes de mortalité sont souvent aggravées par des facteurs ou des pratiques à risque. Les *facteurs de risque* sont divers : il s'agit essentiellement de l'alcoolisme et du tabagisme.

L'alcoolisme reste à l'origine non seulement de très nombreuses pathologies comme les cirrhoses et les psychoses alcooliques, mais encore de nombreux décès par cancers des voies aérodigestives supérieures (VADS) ou par accidents de la route, imputables à la consommation d'alcool.

Quant au tabagisme, il est à l'origine, chaque année, du décès de plus de 66 000 personnes par cancer de la trachée, des bronches et des poumons, par cardiopathies ischémiques et par bronchique chronique et maladies pulmonaires obstructives. Ce fléau a été à l'origine de la mise en place du plan national de lutte contre le tabagisme en 1999, fondé sur l'information du public des dangers du tabagisme, des possibilités de sevrage tabagique (consultations hospitalières de tabacologie ; unités de coordination de tabacologie), ainsi que sur l'aide à apporter aux personnes souhaitant arrêter de fumer.

Les *pratiques à risque* concernent autant le Sida que la toxicomanie.

Le nombre de personnes décédées au titre du Sida, en France, depuis le début de l'épidémie est estimé à environ 35 000 (30 millions dans le monde) et le nombre estimé de personnes vivant avec le virus à un peu plus de 120 000 en France. Cette dernière est très concernée par la maladie, surtout en Île-de-France et dans la région Provence-Alpes-Côte d'Azur (départements des Alpes-Maritimes et des Bouches-du-Rhône).

Le nombre annuel de nouveaux cas diagnostiqués est estimé à 1 200, et le nombre de décès à un peu plus de 500. Soixante pour cent des personnes ont été contaminées lors de rapports hétérosexuels ; 38 % lors de rapports homosexuels et 2 % avec l'usage de drogues injectables.

Faute aujourd'hui de vaccination, des espoirs naissent toutefois du recours à la trithérapie qui permet non pas de guérir, mais d'augmenter l'espérance de vie des sidéens.

Par ailleurs, on peut estimer que le nombre de toxicomanes (consommation de cannabis, de cocaïne, d'ecstasy et héroïne) a été multiplié par 2,5 entre 1980 et 1988.

2. **L'évolution de la demande de santé.** – La demande de *santé* est inélastique et en constante augmentation. Les facteurs explicatifs sont nombreux. Les perspectives d'évolution sont pessimistes.

A) *Les causes de l'augmentation de la demande de* santé.

a) Les facteurs d'ordre démographique. – Une hypothèse habituelle est que l'augmentation de la population est une cause mécanique directe et immédiate de la croissance des dépenses de santé.

Comportant au 1er janvier 2011 environ 65 millions d'habitants, selon l'INSEE, la population française continue de vieillir sous le double effet de l'augmentation de l'espérance de vie et de l'avancée en âge des générations nombreuses du baby-boom. Au 1er janvier 2011, l'âge moyen des hommes en France atteint 38,9 ans et celui des femmes 41,9 ans.

Tous sexes confondus, l'âge moyen en France dépasse 40 ans alors qu'il était tout juste inférieur à 37 ans il y a vingt ans. Les personnes de 65 ans ou plus représentent 16,8 % de la population, proportion comparable à la moyenne européenne. L'Allemagne est le pays où le poids des seniors est le plus élevé ; l'Irlande celui où il est le plus faible. En Allemagne, 20,7 % de la population a plus de 65 ans au 1er janvier 2010, soit quasiment deux fois plus qu'en Irlande (11,3 %). En France, les générations nombreuses du baby-boom (1946-1973) n'ont pas encore atteint l'âge de 65 ans. Mais dès l'an prochain, les premiers baby-boomers atteindront cet âge, ce qui contribuera à augmenter fortement la part des seniors dans la population française.

La France comptait 150 centenaires en 1950. Elle devrait en dénombrer 150 000 en 2050 ! Les dépenses de santé varient beaucoup selon les âges de la vie : relativement élevées à la naissance, elles diminuent fortement pendant l'enfance, l'adolescence et la vie de jeune adulte avant de croître lentement à partir de 45-50 ans puis très rapidement après 65 ans.

b) Les poches de résistance d'ordre sanitaire et social. – En dépit des efforts consentis par la politique de santé, on peut regretter la persistance d'un certain nombre d'inégalités en matière de santé.

Si la France a été classée par l'Organisation mondiale de la santé en tête du palmarès des systèmes de santé dans le monde, elle ne parvient pas à réduire un certain nombre d'*inégalités* sociales, sanitaires et spatiales.

Les inégalités *sociales* sont d'abord en relation avec le *sexe*. La femme bénéficie d'une espérance de vie à la naissance (près de 85 ans) de 7 ans supérieure à celle de l'homme (78 ans).

Elles sont également en relation avec l'*âge*. La France se distingue de ses voisins européens par une forte mortalité prématurée : 282 pour 100 000 pour les hommes et 133 pour les femmes touchant la population en âge d'avoir une activité professionnelle (15-59 ans) s'expliquant essentiellement par des comportements individuels (accidents de la circulation, suicide, tabagisme, alcoolisme). La loi relative à la politique de santé publique du 9 août 2004 a défini pour la première fois des objectifs de santé quantifiés, susceptibles d'être atteints à un horizon quinquennal. Ces 100 objectifs ont été assortis d'indicateurs qui font l'objet d'un suivi annuel coordonné par la DREES mobilisant l'ensemble des institutions productrices de données de santé en France. Au regard des sept objectifs annexés à la loi de santé publique qui concernent plus particulièrement les *enfants*, les évolutions sont plutôt favorables en matière de surpoids et d'obésité (3,1 % des enfants de 5-6 ans et 3,7 % des 10-11 ans sont obèses. Il en est de même pour l'état de santé bucco-dentaire. Mais les inégalités entre catégories sociales restent marquées. L'objectif d'une couverture vaccinale d'au moins 95 % est déjà atteint pour certaines maladies (diphtérie, tétanos, polio, coqueluche) mais pas pour d'autres, en particulier la rougeole, les oreillons, la rubéole (ROR) et l'hépatite B pour les nourrissons, dont la couverture vaccinale est nettement insuffisante. L'intoxication par le plomb, ou saturnisme, provoque toujours des troubles qui peuvent être irréversibles, notamment des atteintes du système nerveux, et constitue une pathologie très liée au contexte socio-économique. Environ 9 % des enfants seraient asthmatiques en France. Enfin, les accidents de la vie courante des enfants de moins de 15 ans sont une des principales causes de décès à ces âges. Globalement, le taux de mortalité a diminué de 27 % entre 2000 et 2006, grâce aux campagnes d'information et d'éducation sur les risques domestiques.

Représentant 13 % de la population française, *les jeunes âgés de 15 à 24 ans* se déclarent pour une grande majorité d'entre eux en « bonne » ou « très bonne » santé. Leur perception de la santé est proche de la notion de « bien-être ». Mais, en 2008, 29 % des jeunes de 17 ans déclarent fumer quotidiennement, et 9 % consommer régulièrement de l'alcool (au moins dix usages au cours du dernier mois). L'usage quotidien de tabac pour les filles de 17 ans est passé de 40 % à 28 % entre 2000 et 2008, et celui des garçons de 42 % à 30 %. En dépit des nombreuses campagnes d'information menées par l'Institut national de prévention et d'éducation pour la santé (INPES), la prévalence de l'obésité chez les 18-24 ans a doublé entre 1997 et 2009, et d'autres enjeux concernent les questions liées à la sexualité, la recherche de l'autonomie, l'accès aux soins et le renforcement de l'information (plan Santé des jeunes annoncé en 2008, complété par les mesures prises en faveur des jeunes dans la loi « Hôpital, patients, santé, territoires » du 21 juillet 2009.

L'âge à la maternité s'établit aujourd'hui à 29,9 ans en moyenne, et 22 % des naissances concernent des femmes âgées de 35 ans ou plus contre 16 % dix ans auparavant.

Dans la tranche d'âge 15-44 ans, la traumatologie (accident de la route), le suicide, les morts violentes et l'alcool sont à l'origine d'inégalités persistantes entre hommes et femmes.

Les personnes âgées de 45 à 74 ans sont concernées par une mortalité principalement déterminée par les *grandes affections chroniques*, dont les tumeurs. À cet égard, les cancers de l'utérus et de l'intestin sont en régression, mais les cancers du poumon et du sein augmentent de façon considérable chez la femme. La diminution de la mortalité cardiovasculaire est spectaculaire dans cette tranche d'âge.

Dans cette tranche d'âge, la *mortalité prématurée* constitue un problème prioritaire de santé publique en France en raison de la part qu'elle occupe (20 %) dans la mortalité générale, en particulier chez les hommes (70 %). Dans cette mortalité prématurée, on peut distinguer deux types d'indicateurs : la mortalité « évitable liée aux comportements à risque » (tabagisme, alcoolisme, conduite dangereuse) recouvre les cancers du poumon et des voies aérodigestives supérieures, les cirrhoses, les accidents de la circulation, les chutes accidentelles, le suicide et le Sida ; la mortalité « évitable liée au système de soins » (causes de décès dont la fréquence pourrait être diminuée essentiellement par une meilleure prise en charge) concerne les cardiopathies ischémiques, les maladies cérébrovasculaires, les cancers du sein, de l'utérus et des testicules, la maladie de Hodgkin, les leucémies, l'asthme, les ulcères, les appendicites, les hernies, la grippe, la mortalité maternelle.

Chez les hommes, la mortalité « évitable liée aux comportements à risque » a un poids trois fois plus important que celle liée au système de soins. Chez les femmes, c'est au contraire la mortalité « évitable liée au système de soins » qui est la plus fréquente.

En ce qui concerne les personnes âgées de 75 ans et plus, les décès dus aux tumeurs sont prépondérants par rapport à ceux dus aux maladies cardiovasculaires. Les inégalités sociales sont aussi en rapport avec des *facteurs socio-économiques*. Chez les femmes, les cancers du sein sont plus fréquents dans les catégories sociales les plus favorisées. Les inégalités de santé commencent dès la naissance. Ainsi, le taux de prématurité varie du simple au triple, et la fréquence des petits poids à la naissance varie du simple au double en fonction du niveau scolaire de la mère. En matière de santé bucco-dentaire, les enfants d'agriculteurs ont, en moyenne, 50 % plus de dents cariées que les enfants de cadres.

Les inégalités sont persistantes dans le groupe masculin « cadres – professions libérales » qui bénéficie d'une prime d'espérance de vie supérieure de 6,5 ans par rapport au groupe « ouvriers ».

Les inégalités *spatiales* affectent par exemple l'espérance de vie à la naissance qui varie de plus de 10 ans entre les zones d'emploi du Nord et du Sud de la France pour la période 1988-1992.

Les zones à forte mortalité s'étendent des côtes nord de la Manche au Rhin et des Ardennes à l'Auvergne, les zones à faible mortalité allant de la basse vallée de la Seine aux Pyrénées et de la Méditerranée à la Côte-d'Or.

L'alcoolisme renforce ces inégalités géographiques dans la mesure où il s'agit d'un fléau social qui affecte essentiellement le Nord-Ouest, le Nord et le Nord-Est de la France.

c) Les exigences croissantes de la population. – Les Français n'ont aucune idée précise de ce que coûtent à leur pays, à leurs entreprises et à eux-mêmes leur système de Sécurité sociale et leur système de soins. Prélevées de façon indolore sur leurs revenus, les cotisations sociales ne sont pas vécues comme un impôt et, de ce fait, la santé devient un dû sans contrepartie financière réellement ressentie. L'hôpital est considéré comme gratuit, et les soins en ville sont remboursés en grande partie par l'assurance obligatoire, les mutuelles ou les assurances privées.

Il n'est donc pas surprenant que non seulement ils n'imaginent pas que l'on puisse toucher à ce paradis social, mais encore qu'ils appellent de leurs vœux une médecine encore plus efficace, apportant le confort technique permettant d'éviter la souffrance et d'allonger la vie, sans risques et sans accidents médicaux.

Ils attendent de leurs gouvernants la garantie de la fausse gratuité, de leurs chercheurs l'innovation quotidienne, de leurs juristes la fixation des règles et de leurs juges la sanction des excès ou des erreurs.

Ils veulent tirer bénéfice du progrès médical et être protégés par le droit, la justice et la morale.

L'exigence de *progrès* s'exprime dans le domaine technique et scientifique d'une part, dans le domaine moral d'autre part.

L'histoire de la recherche médicale se confond avec l'histoire de la médecine. En dépit des expériences de vivisection que pratiquaient certains médecins égyptiens, les découvertes médicales sont restées pendant très longtemps du domaine du hasard. La médecine d'Hippocrate se fondait sur la capacité de l'individu à trouver sa propre force pour combattre la maladie, tandis que les médecins trouvaient sur leur propre corps ou sur celui des condamnés à mort le champ de leurs investigations.

Aujourd'hui, ce début de siècle est placé sous les auspices de la révolution biologique moléculaire avec le décryptage de la structure de l'ADN (matière constitutive de chromosomes) ou le déchiffrage du code génétique.

De plus, recherche fondamentale et recherche clinique apparaissent comme les piliers indispensables du progrès médical scientifique. La recherche clinique ou appliquée constitue la concrétisation médicale des observations théoriques qui procèdent des études de la recherche fondamentale. Il peut s'agir de recherches sans bénéfice individuel pour ceux qui ont accepté d'y participer (physiothérapie, injection de produits pour observer un organe lésé, échographie, scintigraphie) en particulier dans le domaine de la psychiatrie et de la psychologie comportementale.

La recherche clinique peut avoir également un bénéfice direct pour celui qui s'y prête. Il en est ainsi des essais de médicaments sur l'homme qui comportent le double intérêt de servir l'intérêt général et de concourir aussi au soulagement de l'individu volontaire pour l'expérimentation.

Il existe donc, en France, un continuum allant de la recherche biologique la plus fondamentale à la recherche appliquée la plus finalisée. Néanmoins, il convient que la promotion de la recherche s'appuie sur une politique globale, associant le secteur privé (industrie pharmaceutique) et le secteur public.

Aujourd'hui, on peut espérer ajouter de la santé à la vie avec les pratiques de la biomédecine et de la thérapie génique qui ouvrent des voies inespérées non seulement à la naissance mais également durant la vie. Ces recherches constituent un immense espoir pour de nombreux malades souffrant de maladies (4 000 maladies génétiques sont répertoriées) considérées pendant longtemps comme incurables : mucoviscidose, hémophilie, drépanocytose (forme d'anémie), maladie de Lesh-Nyhan (retard mental), rétinite pigmentaire, thalassémie.

Il reste encore beaucoup à faire pour soigner les maladies rares, dites « orphelines », pour lesquelles il n'existe actuellement pas de traitement du fait du coût trop élevé de recherche et de fabrication de médicaments qui ne pourraient pas être commercialisés en raison d'un marché économique restreint qui ne permet pas d'amortir les investissements liés à la recherche. Des espoirs récents sont offerts dans le cadre européen.

À côté des thérapies de modification, il existe un arsenal de thérapies de substitution ou « palliatrices » dont les greffes d'organes constituent le meilleur exemple.

Par ailleurs, le progrès médical n'a pas ignoré la connaissance du cerveau. Grâce à l'essor de la biologie moléculaire, les neurosciences permettent de traiter les affections du système cérébral comme la maladie de Parkinson (perte de tonus musculaire), la maladie d'Alzheimer (démence sénile) ou la chorée du Huntington (mouvements désordonnés, disparition des facultés intellectuelles). Le traitement de ces maladies fait appel non seulement à la thérapie génique mais également à la psychochirurgie (trépanation, lobotomie) ou à la neuropharmacologie (médicaments psychotropes).

On peut aussi espérer ajouter de la dignité à la mort et soulager les souffrances, car l'un des objectifs de la politique de santé est bien d'ajouter des années à la vie, c'est-à-dire de repousser le plus loin possible l'échéance de la mort.

Aussi, la médecine moderne est confrontée avec acuité à ce phénomène et aux nouvelles exigences des individus et des malades : ils veulent vivre le plus longtemps possible, dans le plus grand confort physique et mental, mais ils souhaitent également mourir dignement et sans souffrances, voire au moment de leur choix.

Les débats sur ces points sont passionnés et mettent en présence les adversaires de l'acharnement thérapeutique et de l'euthanasie. La proposition parlementaire à recourir à « une assistance médicalisée permettant, par un acte délibéré, une mort rapide et sans douleur » a été repoussée en janvier 2011. La loi du 22 avril 2005 (loi dite « Leonetti ») a réalisé des progrès importants en matière de droits des malades et de la fin de vie. Elle reste, pour l'instant, le dispositif législatif de référence.

Quant à l'exigence de *protection,* elle constitue la contrepartie de l'exigence de progrès. La population demande à être protégée à la fois par le droit, par l'éthique, par la déontologie et par le juge.

Le professeur Portes (ancien président de l'Ordre national des médecins) estimait que les sociétés du XXIe siècle seraient davantage gouvernées par la morale que par le droit. Cette appréciation n'est pas dénuée de fondement tant il est vrai que les références éthiques viennent compléter très utilement la règle de droit.

Il convient que la référence à la règle juridique empêche la médecine moderne à transformer le corps humain en un véritable matériau d'exploitation (négociation des organes, commercialisation du sang ou du sperme, location d'utérus).

Toute la construction juridique moderne s'est efforcée à considérer le corps comme inviolable (nécessité d'un consentement libre, exprès et éclairé de l'individu) et indisponible (le consentement ne suffit pas à tout justifier), principes fondateurs des lois bioéthiques des 2 et 29 juillet 1994, en cours de révision, repris dans la loi du 4 mars 2002.

Il convient également de protéger les malades contre les excès possibles de la recherche médicale. La loi du 20 décembre 1988 (dite loi Huriet-Sérusclat du nom des sénateurs qui en ont été les inspirateurs) et ses décrets d'application protègent les personnes qui se prêtent à des recherches biomédicales.

Cette réflexion a débouché non seulement sur la création législative des comités consultatifs de protection des personnes se prêtant à des recherches biomédicales, mais également sur la création, par un décret du 25 février 1983, du Comité consultatif national d'éthique pour les sciences de la vie et de la santé.

Mais les réflexions d'ordre éthique sont accompagnées d'un véritable arsenal déontologique et codes de bonnes pratiques dont se sont dotés les professionnels de santé. Enfin, la justice est en mesure de sanctionner pénalement, administrativement ou civilement les fautes commises par les professionnels ou les établissements de santé.

Ces derniers sont entrés dans l'« ère de la vigilance ». L'hôpital constitue non seulement une machinerie très complexe, de plus en plus asservie à la technique et donc de plus en plus fragile, mais aussi un milieu à risques pour les malades. Depuis 1993, on assiste à une création boulimique de « sentinelles » hospitalières chargées de la veille, de l'alerte et de la riposte en matière sanitaire. De plus, une véritable obsession conduit à enfermer les pratiques dans la précaution et l'information organisée, voire dans la paralysie et la tétanie professionnelles.

Les *risques techniques,* en relation avec la structure et avec les installations hospitalières, sont réels. La sécurité contre le risque incendie constitue une préoccupation majeure des directeurs d'hôpitaux d'autant plus que le parc hospitalier a vieilli et que les normes dans ce domaine sont devenues drastiques en matière d'installations électriques, de réseaux d'eau potable ou stérile, de réseaux de distribution des gaz médicaux.

Les *risques médicaux* se sont développés et sont davantage relevés. La sécurité anesthésique a été renforcée sur la base d'un décret du 5 décembre 1994 qui rend obligatoire la présence d'une salle postinterventionnelle (salle de réveil) au plus tard le 5 décembre 1997 dans les établissements de santé ayant une activité chirurgicale.

La sécurité transfusionnelle se fonde sur un cadre législatif rénové par la loi du 4 janvier 1993. Elle a développé le concept d'*hémovigilance*, fondé sur une organisation très structurée au niveau national (Établissement français du sang, Agence française de sécurité sanitaire des produits de santé, Commission nationale d'hémovigilance, Institut de veille sanitaire), au niveau régional (coordonnateurs régionaux d'hémovigilance) et au niveau local (correspondants d'hémovigilance des établissements de transfusion, correspondants d'hémovigilance des établissements de santé, des syndicats interhospitaliers et des groupements de coopération sanitaire, tout professionnel de santé.

La matériovigilance s'exerce sur les dispositifs médicaux après leur mise sur le marché, qu'ils soient marqués CE ou non, en dehors de ceux faisant l'objet d'investigations cliniques. Elle a pour objectif d'éviter que ne se (re)produisent des incidents et risques d'incidents graves (définis à l'article L. 5242-2 du Code de la santé publique) mettant en cause des dispositifs médicaux, en prenant les mesures préventives et/ou correctives appropriées. Le système national de matériovigilance comporte : un échelon national (AFSSAPS, Commission nationale de sécurité sanitaire des dispositifs médicaux) ; un échelon local (correspondants locaux de matériovigilance des établissements de santé, fabricants, quiconque ayant connaissance d'un incident ou d'un risque d'incident, utilisateurs et tiers.

La *pharmacovigilance* est la surveillance et la prévention du risque d'effet indésirable, que ce risque soit potentiel ou avéré, des médicaments lorsqu'ils sont consommés largement dans le cadre de leur commercialisation. Le système de pharmacovigilance comprend : un échelon national (AFSSAPS, Commission nationale de pharmacovigilance et de son comité technique ; un échelon régional (centres régionaux de pharmacovigilance ; d'autres acteurs (professionnels de santé ; patients et/ou les associations de patients ; entreprises du médicament).

L'infectiovigilance permet de mieux connaître et de décrire le risque d'infections nosocomiales (environ 4 000 décès par an) au sein des établissements de santé. Cette surveillance et les études qui en découlent s'imposent face à l'importance du phénomène de la résistance bactérienne aux antibiotiques, ainsi qu'aux progrès médicaux permettant de prendre en charge des patients de plus en plus fragiles qui cumulent souvent de nombreux facteurs de risque infectieux. Elle repose en partie sur l'obligation faite aux établissements de santé de signaler la survenue de toute infection nosocomiale et de recueillir les informations les concernant.

Un système national de surveillance, d'étude et d'information a ainsi été mis en place. Il est composé d'abord d'un échelon national :

- Comité technique national des infections nosocomiales (CTIN) ;
- cellule « infections nosocomiales » du secrétariat d'État à la Santé, commune à la Direction générale de la santé et à la Direction générale de l'offre de soins, est chargée de coordonner l'ensemble de ce dispositif ;
- RAISIN (réseau alerte investigation surveillance des infections nosocomiales), mis en place en 2001 et fondé sur un accord de partenariat entre le CTIN, l'InVS (Institut de veille sanitaire) et les CCLIN, il a pour objectif d'organiser un recueil national des alertes, d'harmoniser la

surveillance des infections nosocomiales et de mener des investigations à l'échelle du territoire.

L'échelon interrégional ensuite comprend : cinq centres de coordination de la lutte contre les infections nosocomiales (CCLIN) travaillant au niveau d'une interrégion (Est, Ouest, Paris-Nord, Sud-Est, Sud-Ouest), mis en place en 1992. Servant d'appui technique aux établissements hospitaliers, ils sont chargés de mettre en place la politique définie au niveau national et d'animer la coopération interhospitalière par un réseau de surveillance, des sessions de formation, de la documentation et des études.

L'échelon local enfin : chaque établissement de santé dispose d'un comité de lutte contre les infections nosocomiales (CLIN) chargé d'organiser et de coordonner la surveillance, la prévention et la formation continue en matière de lutte contre les infections nosocomiales. Ce comité est assisté d'une équipe opérationnelle d'hygiène hospitalière (EOHH), composée de professionnels de santé spécialisés en hygiène.

Mais la surveillance des établissements et des professionnels de santé, est exercée par la population elle-même. Les représentants des usagers ont fait leur entrée, en 1996, dans les assemblées délibérantes des établissements publics de santé, et leur place a été confortée au sein des conseils régionaux de santé créés par la loi du 4 mars 2002. Ils siègent actuellement dans les conseils de surveillance des établissements publics de santé et, dans chaque établissement de santé, au sein d'une commission des relations avec les usagers (CRUQ).

Établissements et professionnels de santé sont confrontés, par ailleurs, à une augmentation, sans précédent et inquiétante, de leurs cotisations en matière d'assurance en responsabilité civile.

Dans ces conditions, le malade et le patient sont devenus de véritables « consommateurs de santé » au sein d'une société qui tend, de manière compulsive, à vouloir faire disparaître tous les risques. L'affaiblissement des traditionnels piliers de la société conduit à laisser seul l'individu face à des risques contre lesquels il n'a pas été armé au titre de sa responsabilisation individuelle. Or, il n'est pas certain qu'un « acharnement indemnitaire », et une propension très médiatisée à la « victimisation », soient de nature à conforter la relation de confiance, aujourd'hui contrôlée, qui doit prévaloir, d'une part, entre le médecin et son malade, d'autre part, entre le citoyen et le gouvernant.

Malgré toutes ces avancées, un certain nombre de *disparités* de santé sont encore persistantes. Si, de façon très schématique, les besoins de santé sont exacerbés au Nord de la Loire en raison des méfaits de l'alcoolisme, du tabagisme et des conditions climatiques, l'offre de santé reste hypertrophiée au Sud.

La densité des médecins, toutes disciplines et tous modes d'exercices confondus, peut varier du simple au double selon les départements. Les plus fortes densités sont recensées sur le pourtour méditerranéen (en raison de l'héliotropisme), en région parisienne et dans quelques villes sièges de faculté (Toulouse, Strasbourg, Lyon) ; les plus faibles, dans la région Centre ou dans les zones rurales.

En ce qui concerne les médecins spécialistes, leur densité se situe à 220 pour 100 000 habitants dans les Alpes-Maritimes pour seulement 70 pour 100 000 en Lozère.

Ces disparités sont également sensibles en matière d'offre hospitalière qui varie, en soins de court séjour, de 2,5 à 6 lits pour 1 000 habitants (9,8 à Paris).

Il y a donc un lien ténu entre la demande et l'offre de santé.

II. – La dispersion de l'offre de *santé*

La politique de santé française s'appuie sur un important réseau d'établissements et de professions de santé. L'offre de *santé* est constituée :

- du secteur hospitalier ;
- du secteur de soins ambulatoires (médecine de ville ou médecine libérale).

1. **Le secteur hospitalier**[1]. – Le système hospitalier français a la particularité d'être constitué d'un secteur public et d'un secteur privé d'hospitalisation, regroupant 2 780 établissements.

L'hospitalisation publique et privée consomme, à elle seule, plus de 4 % de la richesse nationale et emploie près de 4 % de la population active.

Aujourd'hui, l'arsenal hospitalier est constitué de plus de 440 000 lits en hospitalisation complète auxquels il convient d'ajouter 58 500 places en hospitalisation à temps partiel (hôpitaux de jour ou de nuit ; hospitalisation de semaine, unités de chirurgie ambulatoire).

Les établissements de santé publics et privés disposent de missions fixées par la loi. L'article L. 6111-1 du Code de la santé publique précise que les établissements de santé publics, privés et privés d'intérêt collectif assurent le diagnostic, la surveillance et le traitement des malades, des blessés et des femmes enceintes. Ils délivrent les soins avec hébergement, sous forme ambulatoire ou à domicile, le domicile pouvant s'entendre du lieu de résidence ou d'un établissement avec hébergement relevant du Code de l'action sociale et des familles. Ils participent à la coordination des soins en relation avec les membres des professions de santé exerçant en pratique de ville et les établissements et services médico-sociaux, dans le cadre défini par l'agence régionale de santé en concertation avec les conseils généraux pour les compétences qui les concernent.

Ils participent à la mise en œuvre de la politique de santé publique et des dispositifs de vigilance destinés à garantir la sécurité sanitaire. Ils mènent, en leur sein, une réflexion sur l'éthique liée à l'accueil et la prise en charge médicale.

Les établissements de santé élaborent et mettent en œuvre une politique d'amélioration continue de la qualité et de la sécurité des soins et une gestion des risques visant

1. *Le Panorama des établissements de santé*, DREES, 2010.

à prévenir et traiter les événements indésirables liés à leurs activités. Dans ce cadre, ils organisent la lutte contre ces événements indésirables, les infections associées aux soins et l'iatrogénie, définissent une politique du médicament et des dispositifs médicaux stériles et mettent en place un système permettant d'assurer la qualité de la stérilisation des dispositifs médicaux.

Au-delà de ces missions, les établissements publics et privés qui exercent des missions d'intérêt général disposent quant à eux d'obligations spécifiques et doivent assurer :

- la permanence des soins ;
- la prise en charge des soins palliatifs ;
- l'enseignement universitaire et postuniversitaire ;
- la recherche ;
- le développement professionnel continu des praticiens hospitaliers et non hospitaliers ;
- la formation initiale et le développement professionnel continu des sages-femmes et du personnel paramédical et la recherche dans leurs domaines de compétence ;
- les actions d'éducation et de prévention pour la santé et leur coordination ;
- l'aide médicale urgente, conjointement avec les praticiens et les autres professionnels de santé, personnes et services concernés ;
- la lutte contre l'exclusion sociale, en relation avec les autres professions et institutions compétentes en ce domaine, ainsi que les associations qui œuvrent dans le domaine de l'insertion et de la lutte contre l'exclusion et la discrimination ;
- les actions de santé publique ;
- la prise en charge des personnes hospitalisées sans leur consentement ;
- les soins dispensés aux détenus en milieu pénitentiaire et, si nécessaire, en milieu hospitalier, dans des conditions définies par décret ;
- les soins dispensés aux personnes retenues en application de l'article L. 551-1 du Code de l'entrée et du séjour des étrangers et du droit d'asile ;

– les soins dispensés aux personnes retenues dans les centres socio-médico-judiciaires de sûreté.

Outre les établissements de santé, peuvent être chargés d'assurer ou de contribuer à assurer, en fonction des besoins de la population appréciés par le schéma régional d'organisation des soins, les *missions de service public* définies à l'article L. 6112-1 :

– les centres de santé, les maisons de santé et les pôles de santé ;
– l'Institution nationale des invalides dans le cadre de ses missions définies au 2° de l'article L. 529 du Code des pensions militaires d'invalidité et des victimes de la guerre ;
– le service de santé des armées, dans des conditions fixées par décret en Conseil des ministres ;
– les groupements de coopération sanitaire ;
– les autres personnes titulaires d'une autorisation d'équipement matériel lourd ;
– les praticiens exerçant dans les établissements ou structures mentionnés au présent article.

Lorsqu'une mission de service public n'est pas assurée sur un territoire de santé, le directeur général de l'agence régionale de santé, sans préjudice des compétences réservées par la loi à d'autres autorités administratives, désigne la ou les personnes qui en sont chargées.

Les établissements publics qui assurent des missions de service public sont, de plus, soumis aux principes d'*égalité* des malades devant le service public (principe de non-discrimination) et de *permanence* du service public (réglementation du droit de grève des fonctionnaires hospitaliers).

Les établissements de santé privés d'intérêt collectif (à but non lucratif), depuis 1970, participent au service public hospitalier comme le service de santé des armées (9 hôpitaux militaires gèrent 3 500 lits) qui peut être autorisé, par décret, à coopérer pour exercer des missions de service public.

A) *Les établissements de santé publics.* – Ils sont au nombre de 983 et gèrent environ 284 140 lits d'hospitalisation complète et plus de 37 000 places en hospitalisation partielle.

a) L'histoire de l'hôpital épouse de très près les grands bouleversements qui ont modifié, au cours des siècles, notre civilisation. Ce qui faisait dire au chirurgien Jacques René Tenon en 1760 que « les hôpitaux sont en quelque sorte la mesure de la civilisation d'un peuple ».

Fondés au VIe siècle, les hôtels-Dieu étaient, au Moyen Âge et jusqu'à la Révolution française, gérés par les paroisses, les malades souffrant traditionnellement d'une médecine peu développée et de moyens très comptés.

Seuls les établissements disposant d'un riche patrimoine foncier pouvaient dispenser des soins de meilleure qualité.

Ce n'est qu'à la fin du XIXe siècle que fut introduite la distinction entre hôpitaux accueillant les malades nécessitant le recours aux soins techniques et hospices hébergeant les vieillards et infirmes.

b) Les hôpitaux publics sont passés du statut d'établissement public administratif, affirmé dès la loi du 21 décembre 1941, à celui d'*établissement de santé* (loi du 31 juillet 1991) et bénéficient d'une autonomie administrative et financière.

L'article L. 6141-1 du Code de la santé publique dispose les établissements publics de santé sont des personnes morales de droit public dotées de l'autonomie administrative et financière. Ils sont soumis au contrôle de l'État (par le truchement des agences régionales de santé). Leur objet principal n'est ni industriel ni commercial. Le ressort des centres hospitaliers peut être communal, intercommunal, départemental, régional, interrégional ou national. Ils sont créés par décret lorsque leur ressort est national, interrégional ou régional et par arrêté du directeur général de l'agence régionale de santé dans les autres cas. À Saint-Barthélemy et à Saint-Martin, il est territorial. Les établissements publics de santé sont dotés d'un conseil de surveillance et dirigés par un directeur assisté d'un directoire.

Les centres hospitaliers qui ont une vocation régionale liée à leur haute spécialisation sont dénommés centres hospitaliers régionaux (CHR). Les centres hospitaliers régionaux ayant passé une convention avec une ou plusieurs unités de formation et de recherche médicales, pharmaceutiques ou odontologiques ont une vocation universitaire et sont dénommés centres hospitaliers universitaires (CHU). On distingue les établissements communaux ou intercommunaux (31 CHR/CHRU, 511 centres hospitaliers non régionaux et non universitaires) et 90 établissements départementaux ou interdépartementaux spécialisés en psychiatrie. Il existe des établissements nationaux comme les Quinze-Vingts à Paris. Les hôpitaux locaux (334) sont appelés à être reconvertis et rattachés à des structures plus importantes.

Les établissements publics de santé comportent deux organes de décision : le *conseil de surveillance* et le *directeur*. L'article L. 6143-5 du Code de la santé publique précise que le conseil de surveillance (loi HPST du 21 juillet 2009) est composé de 9 à 15 membres, selon l'importance de l'établissement, comme suit :

1°) Au plus, cinq représentants des collectivités territoriales ou de leurs groupements, désignés en leur sein par les organes délibérants des collectivités territoriales ou de leurs groupements, parmi lesquels figurent le maire de la commune siège de l'établissement principal ou son représentant et le président du conseil général ou son représentant ;

2°) Au plus, cinq représentants du personnel médical et non médical de l'établissement public, dont un représentant élu parmi les membres de la commission des soins infirmiers, de rééducation et médico-techniques, les autres membres étant désignés à parité respectivement par la commission médicale d'établissement et par les organisations syndicales les plus représentatives compte tenu des résultats obtenus lors des élections au comité technique d'établissement ;

3°) Au plus, cinq personnalités qualifiées, parmi lesquelles deux désignées par le directeur général de l'agence régionale de santé et trois, dont deux représentants des usagers, désignées par le préfet du département.

Le conseil de surveillance se prononce sur la stratégie et exerce le contrôle permanent de la gestion de l'établissement. Il délibère sur :

- le projet d'établissement ;
- la convention constitutive des centres hospitaliers universitaires ;
- le compte financier et l'affectation des résultats ;
- toute mesure relative à la participation de l'établissement à une communauté hospitalière de territoire dès lors qu'un centre hospitalier universitaire est partie prenante ainsi que tout projet tendant à la fusion avec un ou plusieurs établissements publics de santé ;
- le rapport annuel sur l'activité de l'établissement présenté par le directeur ;
- toute convention intervenant entre l'établissement public de santé et l'un des membres de son directoire ou de son conseil de surveillance ;
- les statuts des fondations hospitalières créées par l'établissement.

Il donne son avis sur :

- la politique d'amélioration continue de la qualité, de la sécurité des soins et de la gestion des risques ainsi que les conditions d'accueil et de prise en charge des usagers ;
- les acquisitions, aliénations, échanges d'immeubles et leur affectation, les baux de plus de dix-huit ans, les baux emphytéotiques et les contrats de partenariat ;
- le règlement intérieur de l'établissement.

Le conseil de surveillance communique au directeur général de l'agence régionale de santé ses observations sur le rapport annuel présenté par le directeur et sur la gestion de l'établissement. À tout moment, le conseil de surveillance opère les vérifications et les contrôles qu'il juge opportuns et peut se faire communiquer les documents qu'il estime nécessaires à l'accomplissement de sa mission.

Si les comptes de l'établissement sont soumis à certification, le conseil de surveillance nomme, le cas échéant, le commissaire aux comptes. Le conseil de surveillance entend le directeur sur l'état des prévisions de recettes et de dépenses ainsi que sur le programme d'investissement (C. santé publ., art. L. 6143-1).

Le nombre de membres de chacun des collèges est identique. Le conseil de surveillance élit son président parmi les membres mentionnés au 1°) et au 3°) (le maire ou le président du conseil général ne sont plus présidents de droit de l'assemblée délibérante dans les établissements communaux et dans les établissements-départements). Le vice-président du directoire participe aux séances du conseil de surveillance de l'établissement de santé avec voix consultative. Le directeur général de l'agence régionale de santé participe aux séances du conseil de surveillance avec voix consultative.

Les établissements publics de santé sont dirigés par un directeur, dont les pouvoirs ont été très élargis en 2009, qui préside le directoire (neuf membres au plus composé essentiellement de médecins). Il est tout à la fois :

- l'ordonnateur des recettes et des dépenses de l'établissement ;
- le représentant légal de l'établissement ;
- l'autorité investie du pouvoir de nomination ;
- la personne responsable des marchés ;
- l'exploitant de l'établissement.

En concertation avec le directoire, en particulier il fixe le budget (EPRD) et élabore la stratégie de l'établissement (projet d'établissement, projet médical, contrat d'objectifs et de moyens, modalités de coopération avec d'autres établissements publics et privés). Il nomme les fonctionnaires hospitaliers non médicaux et les chefs de pôles (médecins) d'activité clinique et médico-technique. Il est désormais considéré, par la loi, comme le « patron » de l'hôpital, avec les responsabilités sociales, économiques et pénales attachées à ce statut.

Le conseil de surveillance comme le directeur peuvent recueillir les avis de deux instances consultatives « historiques » : la commission médicale d'établissement (composée des représentants des médecins de l'établissement) et le comité technique d'établissement (composé de représentants syndicaux).

B) *Les établissements de santé privés.* – Ils sont au nombre de 1 800, gèrent environ 156 287 lits en hospitalisation complète et environ 22 824 places en hospitalisation partielle. Ils sont caractérisés par leur taille « humaine ».

a) Pour des raisons historiques, 750 établissements constituent des *établissements à but non lucratif,* gérant environ 61 432 lits et un 10 511 places, sont encore administrés par des fondations, maisons à caractère confessionnel, associations, sociétés mutualistes, caisses de Sécurité sociale, Croix-Rouge française. La plupart d'entre eux (539) participent à des missions de service public et sont décomptés, de ce fait, dans le secteur public. Ils gèrent 49 961 lits et 8 177 places.

b) Quant aux *établissements privés à but lucratif,* ils sont au nombre de 1 047 et gèrent environ 94 855 lits et 12 313 places. Ils sont administrés par des sociétés civiles ou commerciales ainsi que des groupements d'intérêt économique. Ils appartiennent également fréquemment à des personnes physiques et sont affectés par de profonds mouvements de regroupement pour affronter une concurrence rarement pacifique (guerre des cliniques).

En 2009, les établissements de santé publics et privés ont pris en charge plus de 25 millions de séjours répartis en 12 millions d'hospitalisations à temps complet et 13 millions de séjours à temps partiel (hospitalisations de moins de vingt-quatre heures).

Qu'ils soient médicaux ou chirurgicaux, les séjours les plus fréquents concernent les patients souffrant d'affections de l'appareil digestif, de traumatismes de l'appareil musculo-squelettique, d'affections de l'appareil circulatoire, de séjours relatifs à la grossesse, à des pathologies oto-rhino-laryngologistes ; au système nerveux et à des motifs sociaux liés à l'urgence.

Pour les hospitalisations à temps complet, une part très importante de l'activité des établissements de santé est consacrée à la grossesse et à la naissance. Les hospitalisations de moins de vingt-quatre heures se développent de plus en plus, en particulier pour la réalisation d'endoscopies, de chirurgie ambulatoire et d'examens de contrôle surtout dans le secteur privé.

L'évolution de l'activité des établissements de santé est contrastée :

- accroissement de l'activité de soins de suite et de réadaptation (moyen séjour) en raison notamment du vieillissement de la population ;
- augmentation des soins de long séjour pour personnes âgées mais qui occupent une place toujours réduite ;
- l'hospitalisation à temps partiel (ambulatoire de jour et de nuit, de semaine) devient soit une nouvelle forme de prise en charge des malades, soit une nouvelle activité pour les établissements ;
- en psychiatrie, l'activité en croissante notamment au sein des centres médico-psychologiques ;
- le recours aux urgences est en progression constante et cela en raison, pour partie, du désengagement brutal de la médecine de ville dans ce créneau d'activité.

c) Traditionnellement, il existe une concurrence, pénalisante pour les malades, entre établissements publics de santé, entre établissements de santé privés et entre établissements publics de santé et établissements privés, surtout dans les activités chirurgicales et obstétricales.

C'est la loi hospitalière du 31 décembre 1970 qui, la première, a créé une instrumentation juridique susceptible de réduire les effets néfastes de cette situation en favorisant la signature de conventions entre établissements, la création de syndicats interhospitaliers (formule empruntée aux syndicats de communes) pour gérer des cuisines, des blanchisseries hospitalières, des écoles paramédicales ou des centres de traitement informatique.

Cette politique a été poursuivie par la loi hospitalière du 31 juillet 1991 qui a fortement encouragé la constitution de groupements d'intérêt public (GIP) ou des groupements d'intérêt économique (GIE) pour gérer, en commun, des équipements lourds médicaux (scanners, imageurs par résonance magnétique, lithotripteurs, gamma caméras).

La loi du 21 juillet 2009 (HPST) encourage deux formes de coopération :

– entre établissements publics de santé, sous la forme de communautés hospitalières de territoire (CHT) ;
– entre établissements de santé publics et privés sous la forme de groupements de coopération sanitaire (GCS).

Le directeur général de l'agence régionale de santé peut prononcer la fusion autoritaire d'établissement pour des raisons budgétaires notamment et pour mutualiser des moyens humains rares et coûteux.

Il existe, dans ces conditions, une volonté de promouvoir non seulement une coopération interhospitalière (entre établissements publics, entre établissements privés, entre établissements publics et établissements privés), mais également des formes de coopération sanitaire entre le secteur hospitalier, d'une part, et le secteur de soins ambulatoires, d'autre part (réseaux hôpital-ville, ville-hôpital, ville-ville). Les Fédérations hospitalières publiques (FHF) et privées (FHP, FEHAP) accompagnent ces mouvements de rapprochement

C) *Les professions de santé hospitalières.* – Près d'un million de personnes travaillent dans les établissements de santé, publics ou privés (près de 4 % de la population active).

Les établissements de santé publics et privés emploient non seulement des médecins mais également des personnels paramédicaux, administratifs, ouvriers et techniques.

a) Dans les établissements publics de santé, *le corps médical hospitalier* représentait, en 2008, 173 000 emplois dont 107 000 salariés exerçant à temps plein et à temps partiel, 43 000 praticiens libéraux et 23 000 internes et assimilés. Il se caractérise par une grande diversité professionnelle. Les praticiens hospitaliers exerçant à plein temps ou à temps partiel, les médecins vacataires et contractuels ainsi que les internes sont placés dans une situation de droit public. Ils sont agents publics, sauf les personnels médicaux hospitalo-universitaires titulaires, dans les centres hospitaliers universitaires qui ont la double qualité d'agent public pour l'exercice de leurs fonctions hospitalières et de fonctionnaire de l'État au titre de leurs activités d'enseignement.

Dans ces derniers, créés en 1958 par la réforme Debré, les médecins bénéficient d'une « double appartenance » hospitalo-universitaire et d'une double rémunération. Ils soignent à l'hôpital et enseignent à la faculté.

Par ailleurs, la réforme de 1958 a eu pour effet d'attirer vers l'hôpital public de nombreux médecins libéraux en leur offrant la possibilité d'y exercer *à plein-temps* tout en gardant une activité privée, appelée, depuis la loi du 24 juillet 1987, « activité libérale ». Un certain nombre de médecins *à temps partiel* demeurent présents dans certaines spécialités comme la chirurgie. Ils partagent leur temps d'exercice professionnel entre, d'une part, un établissement public et, d'autre part, un établissement privé ou un cabinet libéral.

De nombreux médecins libéraux exercent une activité hospitalière à la *vacation* permettant ainsi de jeter un pont entre la médecine hospitalière publique, la médecine de ville et les établissements privés.

Le recrutement de médecins *contractuels* est autorisé pour combler momentanément des postes chroniquement vacants dans certaines spécialités (obstétrique, anesthésiologie, pédiatrie, psychiatrie, urgences).

S'ajoutent à ces praticiens, environ 21 000 internes, faisant fonction d'internes et titulaires d'un diplôme de spécialité.

Aujourd'hui, l'exercice médical à l'hôpital est très fortement impacté numériquement par la mise en place du repos de sécurité obligatoire et par la réduction du temps de travail.

Dans les établissements privés, à l'inverse, les médecins sont dans une *situation contractuelle de droit privé* d'autant plus précaire que les cliniques subissent des regroupements « sauvages ». Ils sont plus de 40 000 dans les établissements à but lucratif (partageant pour la plupart une activité hospitalière et en cabinet libéral) et près de 18 000 dans les établissements privés à but non lucratif. Quant aux *personnels non médicaux* (soignants, administratifs, médico-techniques, ouvriers et techniques), ils sont un peu plus de 756 000 (217 000 infirmiers ; 186 000 aides-soignants ; plus de 9 000 sages-femmes) dans les établissements publics de santé, l'hôpital constituant un réservoir d'emplois très important, le plus souvent le premier employeur de la commune, expliquant souvent son poids politique.

Dans ces établissements, une centaine de métiers différents se côtoient tous les jours, fédérés au sein de statuts relevant du titre IV de la loi du 13 juillet 1983 portant droits et obligations des agents de la fonction publique. Une loi particulière (loi du 9 janvier 1986) leur est entièrement consacrée.

La gestion des personnels soignants reste très difficile compte tenu de la réduction du temps de travail à 35 heures hebdomadaires et de la pénurie chronique de personnel infirmier.

Dans les établissements de santé privés, c'est une loi du 11 février 1950 qui sert de socle juridique aux conventions collectives qui régissent le personnel non médical de ces établissements. Ces personnels sont plus de 114 000 dans les établissements à but non lucratif et environ 125 000 dans les établissements à visée commerciale.

2. **Le secteur de soins ambulatoires.** – Il constitue ce que l'on appelle la médecine de ville ou la médecine libérale.

Près de 250 000 professionnels vivent du « marché » des soins en secteur ambulatoire. Ils appartiennent au corps médical ou sont assimilés aux professions paramédicales.

A) *Les professions médicales libérales* sont constituées, actuellement, environ de plus de 207 000 médecins (densité 334 pour 100 000 habitants), plus de 68 000 généralistes et environ 52 000 spécialistes exercent en secteur ambulatoire (médecine de ville).

Par ailleurs, on décompte environ 40 930 chirurgiens-dentistes et 74 000 pharmaciens d'officine et pharmaciens biologistes exerçant dans les laboratoires d'analyse médicale essentiellement en médecine de ville. Enfin, on dénombre environ 19 000 sages-femmes dont la moitié exerce dans le secteur ambulatoire.

B) Quant aux *professions paramédicales libérales,* elles recouvrent :

- environ 60 000 infirmier(ière)s ;
- environ 48 000 masseurs-kinésithérapeutes ;
- environ 10 000 orthophonistes ;
- environ 1 700 orthoptistes ;
- environ 11 000 pédicures-podologues ;
- environ 20 000 opticiens-lunettiers et 2 000 audio-prothésistes.

Toutes ces professions se caractérisent par une démographie en constante progression, leur féminisation croissante et leur concentration géographique (Île-de-France, Rhône, Provence – Côte d'Azur et Languedoc-Roussillon).

Compte tenu que le « marché » de la santé constitue un marché très spécifique (régulé non pas par le prix mais par le coût), l'État et la Sécurité sociale s'en désintéressent d'autant moins qu'il représente des enjeux politiques et économiques de première importance.

Chapitre II

LA RÉGULATION DU « MARCHÉ DE LA SANTÉ »

Le marché de la santé est :

- organisé et contrôlé par l'État ;
- financé principalement par la Sécurité sociale.

I. – Le contrôle de l'État

L'État ne peut pas se désintéresser de l'organisation du système de santé, en particulier de l'évolution de la demande de santé, du coût croissant de l'offre de santé, du rôle et de la place de l'assureur social obligatoire de base, en l'occurrence la Sécurité sociale.

Les facteurs démographiques, sanitaires et socio-économiques vont dans le sens d'une augmentation continue du coût de la santé tant dans le budget des ménages qu'au titre de la part de la richesse nationale consacrée à la santé. Les exigences croissantes de sécurité et de qualité exprimées par la population constituent également un facteur aggravant dans ce domaine.

Pendant la période 1945-1975 (les « Trente Glorieuses »), le système de protection sociale a bénéficié de la croissance économique mondiale et nationale. Dans ces conditions, les dépenses sociales et les dépenses de santé n'ont fait que croître.

Les *dépenses sociales,* en France, représentaient en 2008 plus du quart de la richesse nationale (produit intérieur brut) soit, environ 500 milliards d'euros alors que, le budget de l'État représente généralement actuellement 1/6 du produit intérieur brut. Elles se répartissaient de la façon suivante (en points de PIB) :

- santé : 7,2 % ;
- vieillesse : 13,2 % ;
- famille (y compris logement) : 2,8 % ;
- emploi : 1,7 % ;
- divers : 0,4 %.

Ces dépenses croissent beaucoup plus vite que notre richesse nationale et participent de la sorte aux déséquilibres structurels de notre économie nationale.

Dans une situation de crise caractérisée par le poids grandissant des inactifs (32 millions) et des chômeurs (2,5 millions), le système de protection sociale a de plus en plus de difficultés à financer des dépenses sociales par la seule rémunération du travail (23 millions d'actifs occupés).

Il est par là même privé d'une part croissante de ses ressources prélevées sur les salaires, la masse des prestations liées au chômage ayant été quant à elle multipliée en francs constants par 7,5 dans la période 1974-1987.

Le chômage lui-même est à l'origine d'un accroissement des dépenses de santé (utilisation massive de psychotropes, tentatives nombreuses de suicides, dépressions mentales, affections cardio-vasculaires, cancers). Nous sommes entrés dans l'ère des « Trente Douloureuses ».

En 2009, le montant des dépenses courantes de santé (DCS) s'est élevé à 223 milliards d'euros, soit 11,7 % du PIB. La consommation de soins et de biens médicaux (CSBM) atteint 175,7 milliards d'euros, soit 9,2 % du PIB. Elle a progressé en valeur moins rapidement qu'en 2008 (+ 3,3 % après + 3,7 %), mais sa part a augmenté dans le PIB en raison de la baisse de celui-ci (9,2 % du PIB en 2009 contre 8,7 % en 2008). En volume, la CSBM a augmenté de 3 % en 2009, comme en 2008.

La structure du financement de la dépense courante de soins et de biens médicaux était la suivante en 2009 :

- Sécurité sociale : 75,5 % ;
- État et collectivités locales : 1,3 % ;

– organismes complémentaires : 13,8 % ;
– mutuelles : 7,7 % ;
– sociétés d'assurance : 3,6 % ;
– institutions de prévoyance : 2,5 % ;
– ménages : 9,4 %.

Les *dépenses de santé* (ou consommation médicale totale) d'un montant de 179 milliards d'euros en 2009 sont constituées de quatre postes :

– les dépenses hospitalières (secteur public et secteur privé) représentent 43,6 % dont 33,5 % pour le secteur public ;
– les dépenses de soins ambulatoires (médecine de ville) en représentent 27 % ;
– les biens médicaux (médicaments, prothèses, matériel) : 25,6 % ;
– la médecine préventive : 1,8% ;
– enfin, les transports de malades : 2 %.

L'État a mobilisé ses acteurs, traditionnels et nouveaux, et s'est doté d'une instrumentation rénovée pour tenter de maîtriser, « comptablement » ou médicalement, l'évolution de ces dépenses.

1. **Les acteurs étatiques.** – Traditionnellement, il appartient aux autorités étatiques d'organiser, de piloter, de contrôler le système de santé. Si ce dernier était comparé à un véhicule automobile, la population constituerait les passagers, les prélèvements sociaux obligatoires (cotisations sociales) constitueraient le carburant, la Sécurité sociale serait l'assureur, mais le conducteur serait l'État qui tiendrait le volant, choisirait la route (politique de santé) et appuierait indifféremment sur les pédales d'accélérateur et de frein.

Compte tenu de l'étendue de ce rôle, l'État a dû repositionner son organisation traditionnelle et l'actualiser en 1996.

A) *Les acteurs traditionnels.* – Les pouvoirs publics recourent à des structures organisées à l'échelon national et à l'échelon local.

À l'*échelon national,* le ministère chargé de la Santé bénéficie de plus ou moins d'autonomie vis-à-vis d'autres ministères, notamment celui chargé des Affaires sociales. Actuellement, il est rattaché au ministère du Travail et de l'Emploi.

Le ministère chargé de la Santé est composé d'une administration dite centrale (à Paris). Au sein de l'administration centrale, la *direction générale de la Santé* (DGS) joue un rôle déterminant dans l'action sanitaire dans ses différentes composantes. La *direction générale de l'Offre de soins* (DGOS) a davantage en charge l'élaboration des statuts des personnels hospitaliers, la mise en forme des règles d'organisation et de fonctionnement administratif et financier des établissements de santé, en particulier publics.

Au plan national, le champ sanitaire est contrôlé par l'Inspection générale des affaires sociales (missions d'inspection, de contrôle, d'appui, de conseil et d'audit), par l'Inspection générale des finances (IGF) et, sur le plan budgétaire et comptable, par la Cour des comptes et, localement, par les chambres régionales des comptes (CRC). L'administration centrale dispose de relais locorégionaux.

En raison de la réforme de l'État sur le plan organisationnel (revue générale des politiques publiques) et financier (LOLF), les services de l'État au niveau régional et départemental ont fait l'objet d'une réforme en profondeur consacrant la séparation du « sanitaire » et du « social ».

Les affaires sociales à l'échelon locorégional, les directions régionales et territoriales de la jeunesse, des sports et de la cohésion sociale sont placées sous la responsabilité respectivement du préfet de région et du préfet de département.

B) *La rénovation du cadre institutionnel.*

Déjà « dépecés » au bénéfice de structures relevant des conseils généraux depuis la loi de décentralisation du 2 mars 1982, les échelons extérieurs et déconcentrés de l'État, depuis une ordonnance du 24 avril 1996, un décret du 29 novembre 1996 et une circulaire du 8 octobre 1996, avaient été « coiffés », pour leurs compétences hospitalières, par des agences régionales de l'hospitalisation.

En effet, depuis la réforme de 1977, poursuivie en 1994, l'État s'est efforcé de regrouper ses moyens en réformant ses services départementaux (DDASS) et régionaux (DRASS). Mais, les lois de décentralisation de 1982 et 1983 ont dépouillé brutalement l'État de ses moyens au plan départemental au profit de la décentralisation qui a confié aux conseils généraux des prérogatives de plus en plus étendues sur le plan des interventions sociales (aide sociale) et sanitaires (vaccinations, dépistage, PMI).

La loi HPST du 2 juillet 2009 a créé les agences régionales de santé (ARS), qui rassemblent au niveau régional les moyens de l'État et de l'assurance-maladie. Elles regroupent les ex-directions régionales et départementales des affaires sanitaires et sociales (DRASS et DDASS), les anciennes agences régionales de l'hospitalisation (ARH), les groupements régionaux de santé publique (GRSP), les unions régionales des caisses d'assurance-maladie (URCAM), les missions régionales de santé (MRS) et le volet hospitalier de l'assurance-maladie.

Les ARS sont des établissements publics de l'État à caractère administratif. Elles sont dotées d'un conseil de surveillance, présidé par le préfet de région, et dirigées par un directeur général nommé en Conseil des ministres.

Elles ont pour mission de mettre en œuvre au niveau régional la politique de santé publique, et de réguler, d'orienter et d'organiser, notamment en concertation avec les professionnels de santé, l'offre de services de santé.

Elles peuvent ainsi répondre aux besoins en matière de soins et de services médico-sociaux et garantir l'efficacité du système de santé.

La création, la conversion et le regroupement des activités de soins (y compris sous la forme d'alternatives à l'hospitalisation ou d'hospitalisation à domicile), de même que l'installation des équipements matériels lourds sont soumis à une autorisation de l'agence régionale de santé.

2. **Les instruments étatiques.** – L'offre de santé doit être rationalisée pour que la santé ne soit pas rationnée. L'offre de santé est essentiellement composée, d'une part, des dépenses hospitalières des établissements de santé publics et privés, d'autre part, des dépenses de soins ambulatoires (médecine libérale).

L'État s'est fixé pour objectif la régulation économique de ces dépenses, financées aux trois quarts par les cotisations sociales obligatoires versées par les employeurs et les assurés, sans remettre en cause, dans la mesure du possible, la qualité des soins et l'efficacité thérapeutique.

À cette fin, la puissance publique recourt à des outils de nature quantitative (planification et allocation budgétaire) et de nature qualitative (évaluation, accréditation et certification).

A) *Les instruments de maîtrise quantitative.* – Ils sont utilisés à l'égard du secteur hospitalier comme du secteur de soins ambulatoires (médecine de ville).

a) Les établissements de santé sont soumis à la planification sanitaire. – La *planification sanitaire*, mise en place par la loi du 31 décembre 1970 portant réforme hospitalière, repose sur le plan régional de santé et sur un schéma régional de l'organisation des soins (SROS).

Désormais, sont soumis à autorisation du directeur de l'agence régionale de santé ou du ministre de la Santé les créations, transformations, reconversions et fermetures non seulement de lits hospitaliers, mais encore d'équipements et surtout d'activités de soins.

L'État se réserve donc l'opportunité d'intervenir précisément dans la gestion notamment médicale des établissements de santé bien que le principe de leur autonomie ait été proclamé par le législateur. Le projet d'établissement dont le projet médical définit, pour cinq ans au plus, les orientations stratégiques de l'établissement sur la base d'un véritable management ascendant. Il doit cependant être compatible avec le schéma régional d'organisation sanitaire, élaboré par l'ARS, après avis de conférences sanitaires de territoire (regroupant les représentants des établissements de santé publics et privés du secteur sanitaire). Afin d'éviter une confrontation trop brutale entre la démarche ascendante menée par les établissements de santé (projet d'établissement) et la démarche descendante conduite par les ARS, ces dernières concluent avec les établissements de santé publics ou privés des contrats pluriannuels d'objectifs et de moyens (CPOM).

Ce contrat est construit à partir des orientations stratégiques de l'établissement et s'inscrit dans une politique d'adaptation du dispositif de l'offre hospitalière, à travers les opérations de restructuration et de correction des inégalités de ressources entre les établissements. D'une durée qui ne peut être inférieure à trois ans ni supérieure à cinq ans, il est signé par le directeur général de l'ARS et le directeur de l'établissement concerné.

b) La régulation des *dépenses de soins ambulatoires* (médecine de ville). – L'ensemble des actes rémunérés en ville (honoraires médicaux, rémunération des auxiliaires médicaux) représente près d'un tiers des dépenses de santé.

Or, ces dépenses n'ont fait que croître très rapidement durant ces vingt dernières années non seulement du fait de la demande des malades, mais également en raison de l'augmentation continue du nombre de médecins généralistes et spécialistes installés en ville.

Aujourd'hui, la situation a radicalement et brutalement changé en raison de la mise en place de la réduction du temps de travail des médecins hospitaliers, de l'obligation de prendre un repos de sécurité, de la désaffection du métier qui a dégringolé dans l'échelle des valeurs professionnelles, exposé à la violence, souvent mal rémunéré, livré de façon banalisée à la sanction du juge.

Compte tenu de la pénurie de médecins qui sévit dans des spécialités médicales de plus en plus nombreuses (anesthésie, chirurgie, obstétrique, pédiatrie, psychiatrie, médecine d'urgence), les pouvoirs publics ont desserré l'étau du *numerus clausus* (nombre d'étudiants inscrits en première année des études médicales autorisés à passer en deuxième année), pour le porter de 3 500 au début des années 2000 à plus de 7 000 en 2011.

B) *Les instruments de maîtrise qualitative des activités hospitalières.* – Il s'agit de l'évaluation de l'accréditation et de la procédure de certification conduites par la Haute Autorité de santé (HAS), créée par la loi du 13 août 2004 relative à l'assurance-maladie afin de contribuer au maintien d'un système de santé solidaire et au renforcement de la qualité des soins, au bénéfice des patients. Elle est chargée :

- d'évaluer scientifiquement l'intérêt médical des médicaments, des dispositifs médicaux et des actes professionnels et de proposer ou non leur remboursement par l'assurance-maladie ;
- de promouvoir les bonnes pratiques et le bon usage des soins auprès des professionnels de santé et des usagers de santé ;
- d'améliorer la qualité des soins dans les établissements de santé et en médecine de ville ;
- de veiller à la qualité de l'information médicale diffusée ;
- d'informer les professionnels de santé et le grand public et d'améliorer la qualité de l'information médicale ;
- de développer la concertation et la collaboration avec les acteurs du système de santé en France et à l'étranger.

a) L'*évaluation* consiste à :

- élaborer avec des professionnels, selon des méthodes scientifiquement reconnues, valider et diffuser les méthodes nécessaires à l'évaluation des soins et des pratiques professionnelles ;
- élaborer et valider des recommandations de bonnes pratiques cliniques et des références médicales et professionnelles en matière de prévention, de diagnostic et de thérapeutique ;
- donner un avis sur la liste des actes, prestations et fournitures qui sont pris en charge ou donnent lieu à remboursement par les organismes d'assurance-maladie, à l'exception des médicaments ;
- réaliser ou valider des études d'évaluation des technologies relatives à son domaine de compétence ;

– proposer toute mesure contribuant au développement de l'évaluation, notamment en ce qui concerne la formation des professionnels de santé ;
– diffuser ses travaux et favoriser leur utilisation.

b) La HAS est chargée de conduire la procédure d'accréditation des professionnels de santé, notamment des médecins, sur la base d'une évaluation des pratiques professionnelles (EPP).

c) La HAS est également chargée de conduire la procédure de certification des établissements de santé qui s'appuie sur un certain nombre de fondements, principes et objectifs, parmi lesquels : la place centrale accordée au patient et l'amélioration continue de la sécurité des soins et de la qualité des prestations hospitalières.

II. – Le financement par la Sécurité sociale

La Sécurité sociale, en particulier l'assurance-maladie, non seulement rembourse les assurés sociaux malades, mais finance également l'offre de santé.

Or, cette participation obligatoire de la Sécurité sociale s'exerce désormais dans un cadre très contraint économiquement.

1. Assurance-maladie et demande de *santé*

A) La France s'est dotée progressivement d'un système de protection sociale *généreux* et *généralisé*.

a) Il n'y aurait pas de politique de santé forte s'il n'y avait pas un socle solide d'assurance et d'aide sociales. La Sécurité sociale, depuis l'ordonnance du 4 octobre 1945, représente l'assureur obligatoire, de base, légal, contributif, contre les risques, qu'il s'agisse de la maladie, de la maternité, de l'invalidité ou des accidents du travail.

La France bénéficie depuis la seconde moitié du XXe siècle d'un système de protection sociale non seulement généralisé à l'ensemble de la population, mais également généreux quant à la variété des prestations qu'il offre aux assurés sociaux.

Il n'en a pas été toujours de la sorte dans l'histoire sociale de notre pays. Au Moyen Âge, la charité constituait le seul recours contre la maladie et la pauvreté. Mais ce n'était pas une garantie du fait de son caractère facultatif et individuel.

L'industrialisation, au milieu du XIXe siècle, a permis de substituer aux corporations, interdites par la loi Le Chapelier, des formes de secours mutuels qui trouveront leur consécration juridique en 1898 avec la loi sur la mutualité.

Il a fallu attendre la fin du XIXe siècle pour voir s'organiser l'aide sociale et la première moitié du XXe siècle pour que l'on imagine de véritables systèmes d'assurance sociale.

Si la notion de Sécurité sociale s'attache aux ordonnances de 1945 et au plan Laroque, aujourd'hui on parle de protection sociale en raison de l'étendue des garanties offertes aux Français dans nombre de domaines (santé, vieillesse, famille, logement, chômage et précarité).

À l'origine, en 1945, notre système de Sécurité sociale était fortement imprégné des principes quasi constitutionnels que lui avait fixés Lord Beveridge en 1942 : principe d'*universalité* (protection des individus sans discrimination), principe d'*unité* (un seul régime pour tous) et principe d'*uniformité* (mêmes prestations pour tous).

Or, dès 1948, le système unitaire français volait en éclats sous la pression des différentes catégories socioprofessionnelles voulant chacune préserver leur spécificité (salariés du commerce et de l'industrie, régime agricole, professions non salariées, non agricoles, régimes spéciaux, régimes particuliers).

Depuis cette date, le législateur a tenté, à partir de 1974, non sans difficultés de fédérer ce système balkanisé par des mesures de *généralisation,* d'*harmonisation* des cotisations et des prestations, et de *compensation* financière entre les régimes. C'est dans cette perspective que le régime d'assurance personnelle a été créé de toutes pièces par la loi du 2 janvier 1978 pour couvrir les ex-ayants droit des assurés (personnes divorcées, conjoints survivants, personnes sans emploi, jeunes adultes en formation).

b) Mais l'universalité n'a été atteinte qu'avec la loi du 27 juillet 1999 créant la couverture maladie universelle

(CMU). Sur la base du rapport Boulard, cette loi vise à généraliser de manière effective la protection sociale et à permettre à tous les citoyens d'accéder aux soins. La loi a eu pour effet principal de supprimer deux importantes limites au droit à la protection de la santé, à savoir l'absence :

- chez environ 150 000 personnes (jeunes en rupture familiale, femmes séparées de leur mari, Français qui viennent de l'étranger) de protection contre le risque maladie par un régime de base obligatoire de la Sécurité sociale ou par l'assurance personnelle ;
- de protection complémentaire chez une partie de la population amenée à renoncer « aux soins pour des raisons financières (...), l'aide médicale organisée au niveau départemental n'ayant pas permis de résoudre ces problèmes d'accès aux soins ».

En 1999, 700 000 personnes n'avaient pas encore accès à un régime de base obligatoire. Parmi elles, 550 000 étaient affiliées au régime de l'assurance personnelle, créée en 1978. Désormais, la loi créant la CMU garantit :

- à toute personne, une prise en charge des soins par un régime d'assurance-maladie-maternité, par le biais d'une affiliation obligatoire à un régime de base de Sécurité sociale applicable à tous les résidents réguliers sur le territoire ;
- sous conditions de ressources, le bénéfice d'une protection complémentaire en matière de santé et de la dispense d'avance des frais.

Le financement de la CMU a été assuré :

- d'une part, par des transferts financiers liés à la suppression de l'assurance personnelle et de l'aide médicale départementale ;
- d'autre part, par la création d'un fonds abondé par des organismes complémentaires et une dotation de l'État.

c) Aujourd'hui, on peut considérer que la garantie contre les risques est très large au titre de la réparation par la branche maladie de la Sécurité sociale non seulement des dommages imputables à la maladie, à l'invalidité, aux accidents du travail et aux maladies professionnelles, au décès, mais encore à la protection de la mère et des enfants grâce à l'assurance-maternité. Elle s'effectue par l'octroi de *prestations en nature* au bénéfice de l'assuré et de ses ayants droit non assurés (conjoint non divorcé, conjoint divorcé, conjoint survivant, concubin, personne vivant sous le même toit depuis la loi du 27 janvier 1993 ; partenaire d'un pacte civil de solidarité depuis la loi du 15 novembre 1999, enfants, ascendants, descendants, alliés et collatéraux sous certaines conditions) qui consistent à rembourser, avec ou sans ticket modérateur (part financière laissée à l'assuré) les frais de santé liés à une maladie ou un accident (hospitalisation en établissement de santé public ou privé, honoraires médicaux ou remboursement des actes des auxiliaires médicaux en médecine ambulatoire, remboursement des médicaments, prothèses, appareillages, transports).

Quant aux *prestations en espèces,* elles consistent à apporter une compensation financière au seul assuré qui a interrompu son travail à la suite d'une maladie ou d'un accident, et cela, sous la forme d'indemnités journalières (en matière de maladie, à la suite d'une maternité, ou d'un accident du travail), de pensions (à la suite d'une invalidité reconnue), de rentes (en matière d'accident du travail) ou de capital en cas de décès.

La couverture sociale obligatoire offerte par la Sécurité sociale est le plus souvent complétée par l'adhésion à une mutuelle par le recours à l'assurance privée.

Pour les personnes sans résidence stable, la loi créant la CMU a prévu le maintien d'une aide médicale prise en charge par l'État.

B) Mais, si la généralisation et la générosité du système d'assurance n'ont pas de prix pour chaque individu, elles ont un coût collectif.

a) Prises en charge financièrement essentiellement par la Sécurité sociale à hauteur de 75,5 % (avec une tendance au désengagement progressif), les dépenses de maladie restant à la charge des ménages tendent à diminuer au détriment de celles restant à la charge des mutuelles qui voient leur part augmenter, tout comme celles de l'État et surtout des collectivités territoriales).

Le financement public de la protection sociale est constitué quant à lui surtout par des contributions du budget de l'État ou de celles des collectivités locales et par des impôts et taxes affectés de manière permanente à certains régimes.

Par ailleurs, et cela peut paraître paradoxal, le système de Sécurité sociale est « malade » de la bonne santé de notre système sanitaire. Car plus on vit vieux, plus on coûte cher non seulement au système de santé qui maintient les individus longtemps en vie, mais encore au système d'assurance-vieillesse qui finance, avec des difficultés croissantes, les retraites.

Le Commissariat général du plan avait estimé en 1999 que l'on comptera en 2040 sept personnes de plus de 60 ans (contre quatre aujourd'hui) pour dix personnes d'âge actif. À cette période, les dépenses de retraite devraient représenter près de 17 % du produit intérieur brut (contre 13,2 % aujourd'hui). La compensation entre les différents régimes de Sécurité sociale ne suffisant pas, il conviendrait d'augmenter de + 11,5 points les cotisations de la branche vieillesse du régime général. Malgré l'abondance des rapports et expertises sur cette question (Livre blanc sur les retraites en 1991, rapports Cottave en 1993, Charpin et Teulade en 1999, réforme Fillon de 2004), les décisions de fond, sans pouvoir assurer la pérennité du système, ont été prises par la loi du 9 novembre 2010 et concernent principalement le relèvement de 2 ans (62 ans) de l'âge d'ouverture des droits à la retraite et l'augmentation de la durée de cotisation, en sauvegardant, pour le moment, le système par répartition[1].

1. Ce sont les cotisations retraite collectées dans l'année qui financent les pensions retraite de l'année en cours et des années antérieures, et non les années futures, mode de financement qui supposerait le recours à un système par « capitalisation ».

La conjonction de l'abaissement de l'âge de la retraite à taux plein à 60 ans en 1982 (réelle avancée sociale mais grave erreur économique), d'une part, et l'augmentation continue de l'espérance de vie à la naissance, d'autre part, constituent un facteur encore sous-estimé de déséquilibre de notre système de retraites. En 1960, en moyenne, compte tenu de l'espérance de vie à cette époque, l'assurance-vieillesse finançait une retraite pendant un an au moins et douze ans au plus. Aujourd'hui, le système de retraite doit assurer ce financement pour chaque retraité ou ayant droit, pour dix-huit ans au moins et vingt-trois ans au plus, en moyenne !

Cette situation est aggravée par le fait que la femme vit plus longtemps (sept années d'espérance de vie supplémentaires en moyenne) et consomme davantage de soins que l'homme.

Des évolutions qui ont favorisé la croissance de la dépense de santé par le passé ne joueront plus le même rôle moteur à l'avenir (extension de la couverture assurantielle, création et investissement dans les structures hospitalières, diffusion des « blockbusters » pharmaceutiques). Les politiques publiques de régulation et de prise en charge pourraient également contribuer à modérer les ressources consacrées à la santé.

Mais d'autres tendances lourdes devraient se maintenir ou se renforcer, en allant dans le sens d'un accroissement soutenu de la dépense, comme l'innovation techno-médicale : lutte contre les maladies rares, médecine génétique, nouvelles formes de prévention et de diagnostic précoce, informatisation de la médecine.

Parmi les facteurs qui vont contribuer au dynamisme des dépenses de santé, le vieillissement de la population semble de nature plus prévisible que les autres. En comparaison à d'autres facteurs amenés à jouer un rôle important (innovations médicales, densité et la répartition de l'offre de santé), l'évolution démographique de la France est très significative en raison de la conjugaison de l'arrivée au troisième âge des générations du baby-boom et de l'allongement de la vie.

Selon des études récentes, l'impact du vieillissement sur la dépense de santé devrait être compris entre 0,5 et 2,5 points de PIB d'ici 2050. Le chiffre de 0,5 point de PIB est obtenu en faisant l'hypothèse que la santé des seniors va s'améliorer parallèlement à l'allongement de leur vie. Le chiffre de 2,5 serait plus proche de la réalité si au contraire, les soins aux personnes âgées s'intensifiaient à l'avenir. Entre les deux, si le profil des dépenses par âge reste constant, le vieillissement majorerait de 1,5 point de PIB les dépenses de santé d'ici 2050[1].

Plus globalement, parmi les pays de l'OCDE, la France est le pays qui arrive en deuxième position en ce qui concerne les dépenses de santé, avec 11 % du PIB, et tient la première position en tenant compte uniquement des financements publics consacrés aux soins de santé, soit 17 % du PIB.

b) Sur un plan *microéconomique,* la dépense de santé représente une part importante de la consommation des ménages à hauteur d'environ 9,4 %. Cette part ne fait que croître.

Dans le classement de la consommation des ménages en huit fonctions, la santé est passée du septième rang en 1970 au deuxième rang en l'an 2000.

Sur un plan *macroéconomique,* on peut remarquer, dans un premier temps, que les dépenses de santé ont augmenté, en volume, dans de très fortes proportions, dans les États de l'OCDE dans la période 1970-1980.

Dans un second temps, on observe que l'activité économique a entraîné une stabilisation des dépenses de santé en pourcentage du PIB dans de nombreux pays de l'OCDE[2]. En 2006, les dépenses de santé ont affiché une progression moyenne tout juste supérieure à 3 % en termes réels (plus faible taux enregistré depuis 1997). Si l'on s'intéresse à l'évolution en tendance au cours de cette décennie, les dépenses de santé se sont inscrites en forte hausse dans de

1. *Les Dépenses de santé en France : déterminants et impact du vieillissement à l'horizon 2050*, Direction générale du Trésor et de la politique économique, 2009.

2. Édition 2008 d'Éco-Santé, OCDE.

nombreux pays de 2000 à 2003, s'accroissant en moyenne de 6,2 % par an au cours de cette période. Depuis 2003, elles ont toutefois évolué à un rythme moins soutenu, soit 3,6 % par an en moyenne.

Dans les économies de l'OCDE, les dépenses de santé moyennes exprimées en pourcentage du PIB sont demeurées inchangées en 2006 par rapport à 2005, ressortant à 8,9 %. Dans plusieurs pays, la fraction du PIB consacrée à la santé a légèrement diminué de 2005 à 2006, alors qu'elle s'est stabilisée dans d'autres. Dans l'ensemble, cette évolution marque un arrêt à une progression à long terme de la part des dépenses de santé dans le PIB des pays de l'OCDE, qui s'établissait en moyenne à 6,6 % en 1980.

Dans de nombreuses économies, le ralentissement des dépenses de santé observé ces dernières années a été accentué par une décélération des dépenses pharmaceutiques. En 2006, les dépenses pharmaceutiques ont enregistré en moyenne dans les pays de l'OCDE une hausse de 2 % seulement en termes réels, contre des taux de croissance de 6 % à 7 % par an de 2000 à 2003 et de 3 % à 3,5 % par an en 2004 et en 2005.

Dans la plupart des pays, on observe une augmentation de la part de la richesse nationale consacrée à la production de services de santé. En France, la consommation de soins et biens médicaux (CSBM) représentait 3,4 % du PIB en 1960, 6,3 % en 1980 et 8,7 % en 2007.

Au sein de l'évolution de la dépense courante de santé, trois tendances se confirment : la diminution de la part de l'hôpital, la quasi-stabilité des soins ambulatoires et l'augmentation du poids des médicaments. Mais en termes de contribution à la croissance en volume des dépenses sur un an, l'ordre est le suivant : les médicaments, les soins de ville, enfin les soins hospitaliers.

L'activité régulée des établissements publics s'est reportée sur les établissements privés à but lucratif qui jouissent encore d'un financement inflationniste. De plus, la pression exercée sur le secteur hospitalier a trouvé un exutoire naturel dans la médecine ambulatoire de ville. La réforme de la Sécurité sociale en avril 1996 et en 2004 a renforcé les dispositifs de maîtrise des dépenses d'assurance-maladie notamment par le déremboursement de certaines spécialités pharmaceutiques et l'encouragement à la prescription de *médicaments génériques*. Mais, la croissance en volume des dépenses de santé reste forte en France par rapport à d'autres États au cours de la même période.

2. **Assurance-maladie et offre de *santé*.** – La branche maladie de la Sécurité sociale participe au financement des établissements de santé comme des professions libérales du secteur de soins ambulatoires (médecine de ville).

Conformément à la réforme constitutionnelle du 22 février 1996, « les lois de financement de la Sécurité sociale déterminent les conditions générales de son équilibre financier et, compte tenu de leurs prévisions de recettes, fixent ses objectifs de dépenses, dans les conditions et sous les réserves prévues par une loi organique ».

La loi organique n° 96-646 du 22 juillet 1996 précise que la loi de financement de la Sécurité sociale, adoptée, dans un premier temps, par le Parlement, sur proposition du Gouvernement fixe, notamment, un *objectif national de dépenses de l'assurance-maladie* (ONDAM), définissant ainsi le cadre global qui s'impose aux différents secteurs (hospitalier public et privé, médecine de ville et secteur médico-social).

Cet objectif prévisionnel (167,1 milliards d'euros pour 2011) est réparti dans un deuxième temps, par l'État en quatre sous-objectifs (en milliards d'euros) :

- soins de ville : 77,3 ;
- hospitalier : 72,9 dont :
  - établissements de santé tarifés à l'activité : 53,9,
  - autres dépenses relatives aux établissements de santé : 19,0 ;
- médico-social : 15,8 dont :
  - contribution de l'assurance-maladie aux dépenses en établissements et services pour personnes âgées : 7,6,

- contribution de l'assurance-maladie aux dépenses en établissements et services pour personnes handicapées : 8,2 ;
- autres prises en charge : 1,1.

A) *Le financement des établissements de santé.* – La réforme de l'organisation des établissements publics de santé par l'ordonnance du 2 mai 2005 (nouvelle gouvernance, pôles d'activité) s'est accompagnée d'une réforme du financement de l'ensemble des établissements de santé, publics et privés, comme cela avait été le cas dans la période 1983-1984 (départementalisation, budget global).

C'est la loi de financement de la Sécurité sociale du 18 décembre 2003 qui a créé la *tarification à l'activité* (T2A). Ce nouveau mode de financement, substitué au budget global (instauré en 1983 dans les établissements publics et privés à but non lucratif assurant les missions de service public) ainsi que l'objectif quantifié national (OQN) dans les établissements privés à but lucratif ont été progressivement mis en place dans les établissements publics et les établissements privés à but non lucratif à partir de 2004 jusqu'en 2008, date à partir de laquelle les activités de court séjour en médecine, chirurgie et obstétrique, sont financées à 100 % par la T2A. Les établissements privés à visée commerciale sont financés en totalité sur ce mode depuis avril 2005.

Actuellement, les activités de santé mentale échappent à cette réforme dans l'attente de la *valorisation des activités psychiatrique* (VAP) et ils sont financés par une dotation annuelle de financement (DAF).

La tarification à l'activité est fondée sur système mixte :

1°) une facturation à l'activité, composée de la fixation d'un tarif par séjour et par prestation ;
2°) une dotation rémunérant des activités d'intérêt général et l'encouragement à la contractualisation (MIGAC).

Cette réforme s'est accompagnée, dans les établissements publics de santé, d'une réforme comptable. Le budget de ces établissements a été remplacé par un *état prévisionnel des recettes et des dépenses* (EPRD) fixé par le directeur de l'établissement, en concertation avec le directoire de l'établissement, et soumis à l'approbation du directeur général de l'ARS. Il est donc demandé aux établissements de santé « d'entrer dans leur budget » par la valorisation de leurs recettes d'activité pour pouvoir autoriser leurs dépenses en personnel, en médicaments, en logistique et en frais financiers. Ce mode de gestion est justifié par le fait que l'essentiel des recettes d'un établissement de santé constitue une dépense de l'assurance-maladie. Si l'on veut maîtriser l'évolution de ces dépenses, il convient donc de maîtriser d'abord les recettes du secteur hospitalier qui consomme près de 50 % des dépenses de santé à lui seul.

Les établissements de santé font donc l'objet d'une double maîtrise de leurs dépenses qui doivent être intégralement couvertes par leurs recettes d'activité :

- une maîtrise « comptable » : chaque année, depuis 1997, le Parlement vote l'*objectif national des dépenses d'assurance-maladie* (ONDAM) ;
- une maîtrise « médicalisée », dans chaque établissement, sur la base d'utilisation du *programme de médicalisation du système d'information* (PMSI), déployé à partir de 1984, et qui permet de valoriser en euros des actes cliniques et médico-techniques (imagerie médicale, examens de laboratoire, dispositifs médicaux).

B) *La régulation conventionnelle.* – Le Code de la Sécurité sociale stipule (art. L. 162-2) que « dans l'intérêt des assurés sociaux et de la santé publique, le respect de la liberté d'exercice et de l'indépendance professionnelle et morale des médecins est assuré conformément aux principes déontologiques fondamentaux que sont le libre choix du médecin par le malade, la liberté de prescription du médecin, le secret professionnel, le paiement direct des honoraires par le malade, la liberté d'installation du médecin (…) ».

Ces dispositions, qui proclament « les franchises médicales », ne sont pas contraires au fait que les médecins sont tenus d'observer, dans toutes leurs prescriptions, dans le cadre de la législation et de la réglementation en vigueur, la plus stricte économie compatible avec l'efficacité du traitement.

Les médecins étant les véritables ordonnateurs des dépenses de santé financées par la Sécurité sociale, il a fallu très tôt réglementer leurs relations mutuelles. Aussi, les professionnels de santé libéraux, en particulier médicaux, ont des rapports de type conventionnel avec les caisses d'assurance-maladie.

Même si les professions de santé peuvent s'auto-organiser en matière de respect de certaines règles professionnelles ou déontologiques, leurs relations financières avec les malades et les organismes d'assurance-maladie doivent être organisées.

a) Aux termes d'un décret du 12 mai 1960, les organisations syndicales représentatives des médecins libéraux étaient amenées à signer avec les caisses d'assurances sociales des conventions à caractère départemental. Depuis 1971, les organisations syndicales, représentant les médecins généralistes et les médecins spécialistes, signent avec les caisses nationales d'assurance-maladie une convention nationale d'une durée de cinq ans.

Les conventions nationales peuvent faire l'objet de clauses locales particulières, sous forme d'accords complémentaires. D'une part, elles déterminent les obligations des caisses primaires d'assurance-maladie et des médecins, d'autre part, elles fixent les tarifs des honoraires et frais accessoires dus aux médecins par les assurés sociaux.

En raison de l'emballement de la démographie médicale et de l'arrivée, au sein de la médecine de ville, de spécialistes de plus en plus nombreux et de plus en plus exigeants en matière d'honoraires, les relations entre l'État, la Sécurité sociale et les organisations représentatives des médecins libéraux se sont envenimées depuis 1985 et surtout depuis 1990.

b) Dès 1980, des failles sont apparues dans ce système somme toute bien huilé. D'abord, les rivalités entre les deux grandes organisations syndicales de médecins (Confédération des syndicats médicaux français, Fédération des médecins de France) se sont acutisées. Surtout, la contrainte économique sur l'évolution des dépenses de santé s'est faite de plus en plus pesante.

La négociation de la convention de 1985 a été d'autant plus houleuse que de nouveaux venus ont faussé les règles traditionnelles établies à deux : syndicat des médecins libéraux (SML), syndicat des médecins généralistes (MG France).

Les relations entre médecins libéraux et Sécurité sociale se sont longtemps exercées sur la base de dispositions conservatoires mises en place par une loi du 4 janvier 1993.

Actuellement, les relations entre l'assurance-maladie et les médecins libéraux sont organisées dans le cadre de la convention médicale (généralistes/spécialistes) du 12 janvier 2005 et ses avenants pris sous la forme d'arrêtés, surtout en matière tarifaire.

Le rôle du médecin traitant en matière de prévention et sur la maîtrise médicalisée des dépenses de santé est précisé et certaines dispositions portent sur l'amélioration de la répartition des médecins libéraux sur l'ensemble du territoire national, notamment sur :

- la création d'une option conventionnelle destinée à favoriser l'installation et le maintien des médecins généralistes en zones déficitaires ;
- la mise en place d'un observatoire conventionnel de la démographie médicale.

D'autres mesures prises en 2007 sont en cours de déploiement et concernent :

- la formation professionnelle conventionnelle ;
- la convergence du dispositif du médecin traitant et de l'option médecin référent ;
- les soins délivrés aux patients bénéficiaires de la CMU complémentaire ;

- les modalités de participation des médecins stomatologistes au dispositif de prévention bucco-dentaire pour les patients âgés de 16 à 18 ans ;
- le renforcement des missions du médecin traitant dans le champ de la prévention ;
- le renforcement de la dynamique engagée en matière de maîtrise médicalisée sur les thèmes retenus en 2006 et en 2007 en s'orientant vers la déclinaison et le retour d'information individuel auprès de chaque médecin au regard des objectifs collectifs ;
- la consolidation du rôle du médecin consultant dans le cadre du parcours de soins coordonnés ;
- la création de majorations pour certains médecins spécialistes ;
- une revalorisation de la médecine générale en deux temps.

De nouvelles pistes de réflexion sont ouvertes avec les organisations syndicales de médecins libéraux (CSMF, SML, MG France, FMF, « Le Bloc »), et concernent un projet de « retraite active » (contrat de trois à cinq ans sollicité trois ans avant le départ en retraite) dans le cadre de la problématique de la démographie médicale en faisant appel à des praticiens ayant cessé leur activité professionnelle.

c) Un malaise profond, révélé au grand public durant le premier semestre de l'année 2002, traverse le monde médical en crise d'identité professionnelle du fait de la crise économique qui fragilise un système de protection sociale dont ils tirent leurs revenus. Cette crise s'est étendue aux professions paramédicales, notamment les infirmiers(ières), dont l'activité a été plafonnée par des quotas.

Médecins généralistes et médecins spécialistes se disputent leur place et leur rôle au sein de la médecine de ville, en concurrence ou en complémentarité avec une médecine hospitalière également fortement ébranlée.

La pression économique qui pèse sur les uns et sur les autres exalte l'affichage des intérêts particuliers au détriment certainement de l'intérêt général.

CONCLUSION

La politique de santé menée par les gouvernements successifs a pour ambition constante de sauvegarder les acquis d'un système de santé que le monde entier nous envie tout en luttant contre les inévitables gaspillages et dysfonctionnements.

Jamais on aura assez insisté sur le fait que si la santé n'a pas de prix, elle a en revanche un coût. Dans ces conditions, la politique et le système de soins (offre de santé) français sont particulièrement coûteux pour la collectivité, en particulier dans le contexte de crise économique et financière que traverse la France, comme les autres pays « riches ». Mais, la politique de santé française, en dépit de ses atouts et de ses réels succès, n'a pas vaincu toutes les inégalités de santé.

En matière de mortalité infantile (4‰), la France est à « égalité » avec l'Allemagne, le Danemark, les Pays-Bas et la Belgique, l'Espagne, la Grèce ou l'Italie, en dépensant moins. Mais, d'autres États font mieux, à moindre coût : le Japon, la Finlande, l'Irlande, la Norvège.

En particulier, elle n'a pas encore réussi à combattre efficacement la surmortalité masculine à la naissance. Elle n'a pas davantage réduit les inégalités socioprofessionnelles dans ce domaine.

En ce qui concerne l'espérance de vie, la politique de santé n'a pas gommé les écarts entre l'espérance de vie des hommes et celle des femmes (en moyenne de sept ans supérieure). On vieillit moins longtemps au Nord qu'au Sud et les inégalités restent toujours significatives entre les chances de survie d'un cadre et celles d'un salarié agricole.

La France est par ailleurs confrontée à des risques qui méritent des approches épidémiologiques plus exhaustives : Sida, suicides, toxicomanie, alcoolisme, accidents domestiques, tuberculose.

Aussi, la politique de santé doit être en état permanent de veille sanitaire, car en matière de santé, rien n'est définitivement acquis.

En revanche, on ne peut, pour le moment, imaginer une véritable politique de santé à l'échelon européen sauf en matière de lutte contre les fléaux sociaux (Sida, cancer, toxicomanie) et de rapprochement quant à la libre circulation des médicaments. Un effort de « convergence » est entrepris en matière de veille et d'alerte sanitaires. La libre circulation des professions de santé, en particulier libérales, possible en droit (directives de 1975 et 1977) a été contrariée par les réflexes autarciques des États pourtant aujourd'hui confrontés à une grave pénurie de médecins.

Surtout, les systèmes de protection sociale s'opposent sur des principes d'organisation et de fonctionnement pour le moment incompatibles (systèmes d'essence beveridgienne contre systèmes d'origine bismarckienne), laissant à l'État une place plus ou moins importante dans le financement des prestations sociales par la contribution sociale généralisée (1991) ou le remboursement de la dette sociale (1996).

Aussi, la politique de santé française sera d'autant plus capable de faire face aux défis du XXIe siècle (vieillissement, chômage, accidents de santé) qu'elle informera mieux les Français sur leur état de santé.

Quant à l'offre de santé, elle se restructure dans une difficulté extrême, sur un fond de démotivation profonde des professionnels de santé.

Sauf la Sécurité sociale, pendant des décennies, tout le monde a trouvé son compte dans le fonctionnement financier inflationniste de l'hôpital : d'abord les malades, et c'est le principal, ensuite les directeurs d'hôpitaux qui géraient sans véritable souci de l'économie nationale, les médecins hospitaliers qui ne se considéraient ni comme ordonnateurs des dépenses de l'hôpital ni comme comptables de la Sécurité sociale, les élus pour lesquels l'hôpital était source de prestige électoral, enfin les fournisseurs de biens et de services qui vivaient de ce marché florissant.

Les établissements privés ont vécu d'autant mieux sur ce modèle que la plupart d'entre eux constituent des établissements à caractère commercial et donc lucratif.

En raison de la crise économique, de la faible croissance industrielle, de la rétraction de la masse salariale globale, de l'augmentation du nombre des inactifs (personnes à la retraite) et des chômeurs, le système de soins est devenu très coûteux pour la collectivité nationale comme pour les ménages et la politique de santé est confrontée très souvent à des choix impossibles.

Le débat sur la conciliation de la *proximité* et de la *sécurité* en matière de santé est largement ouvert. La mise en place des agences régionales de santé devrait concourir, si elles disposent de l'autonomie et des moyens de leurs ambitions, à mieux coordonner l'action des différents secteurs et champs de la santé, en veillant à préserver les intérêts des malades et de la population et à les placer toujours au centre des préoccupations des politiques publiques.

Le fossé tend à se creuser, et n'a jamais été aussi profond, entre ceux qui se réclament de la *démocratie* (élus, population et médias) et ceux classés dans le camp de la *technocratie* (État, dirigeants hospitaliers et des agences régionales de santé). Les premiers tendent à nier le coût croissant du système de soins et la rareté des moyens. Ils refusent les fusions, les concentrations hospitalières, la fermeture des petites maternités comme des petits services d'urgence. Les seconds admettent avec difficulté la réalité des pesanteurs locorégionales en matière de rapprochement, voire de fusion, des structures hospitalières.

Mais la principale menace reste l'évolution à la baisse des effectifs médicaux dans certains territoires désertés : les campagnes mais aussi certaines zones très urbanisées.

Dans ces conditions, les politiques sociales, parmi lesquelles la politique de santé ainsi que l'organisation du système de soins, infléchiront toujours davantage l'action de l'État et des collectivités territoriales au niveau locorégional, où il faudra répondre à une augmentation croissante des besoins de santé dans un contexte de rareté des moyens.

Si les Français expriment une forte et légitime inquiétude quant à leur « santé sociale » (emploi, sécurité), leur santé physique et mentale, tout comme l'état du ciel, reste leur préoccupation quotidienne majeure, et bien que banalisée et apparemment vidée de son contenu, la formule de politesse « comment allez-vous ? » a encore de beaux jours devant elle.

BIBLIOGRAPHIE

Bonnici B., *L'Hôpital, obligation de soins et contraintes budgétaires*, La Documentation française, coll. « Société », Paris, 2007.

Code de la santé publique, Legifrance.

De Forges J.-M., *Le Droit de la santé*, Paris, PUF, coll. « Que sais-je ? », n° 2308, 7e éd., 2010.

Droit de la santé, Études 213, 214 et 215, Éd. Lamy, 2011.

Les notices, *La Protection sociale en France*, La Documentation française, Paris, 2007.

Majnoni d'Intignano B., *Santé et économie en Europe*, Paris, PUF, coll. « Que sais-je ? », n° 3620, 6e éd., 2010.

Stingre D., *Le Service public hospitalier*, Paris, PUF, coll. « Que sais-je ? », n° 3049, 4e éd., 2010.

TABLE DES MATIÈRES